中医药科普知识丛书

中医谈养心护心

湖南省中医药管理局　组织编写

名誉主编　孙　明　蔡光先　张崇泉　喻正科
主　　编　肖长江
副主编　李　志　周　兵　陆　胜
　　　　　韩育明　王艳姿

科学技术文献出版社
SCIENTIFIC AND TECHNICAL DOCUMENTATION PRESS
·北京·

图书在版编目（CIP）数据

中医谈养心护心 / 肖长江主编；湖南省中医药管理局组织编写. —北京：科学技术文献出版社，2021.12
（中医药科普知识丛书）
ISBN 978-7-5189-8569-2

Ⅰ. ①中… Ⅱ. ①肖… ②湖… Ⅲ. ①补心—养生（中医）Ⅳ. ① R256.2

中国版本图书馆 CIP 数据核字（2021）第 224859 号

中医谈养心护心

策划编辑：张宪安 薛士滨 责任编辑：钟志霞 周可欣 责任校对：文 浩 责任出版：张志平

出 版 者	科学技术文献出版社	
地 址	北京市复兴路15号 邮编 100038	
编 务 部	（010）58882938，58882087（传真）	
发 行 部	（010）58882868，58882870（传真）	
邮 购 部	（010）58882873	
官 方 网 址	www.stdp.com.cn	
发 行 者	科学技术文献出版社发行 全国各地新华书店经销	
印 刷 者	长沙鸿发印务实业有限公司	
版 次	2021 年 12 月第 1 版 2021 年 12 月第 1 次印刷	
开 本	850×1168 1/32	
字 数	139千	
印 张	7.75	
书 号	ISBN 978-7-5189-8569-2	
定 价	49.80元	

《中医药科普知识丛书》编委会名单

中医药科普知识丛书

《中医谈养心护心》编者名单

名誉主编　孙　明　蔡光先　张崇泉　喻正科

主　　编　肖长江

副 主 编　李　志　周　兵　陆　胜　韩育明
　　　　　王艳姿

编　　委（按姓氏笔画排序）

王凯丽	王孟可	王艳姿	王紫薇	尹晓芳
兰姗姗	朱筱婧	乔寅飞	刘　琦	刘文利
李　志	李　娜	李姿蓉	李嘉婧	杨文丽
肖长江	吴永胜	张　婷	陆　胜	欧　严
周　兵	周　梦	赵　启	赵文博	胡　来
段吾磊	饶文娟	袁如浩	聂福如	夏相宜
卿　俊	唐华星	韩育明	鄢　磊	蔡朝霞
颜　旭				

序 言

　　中医药是我国人民在长期的生产、生活实践中与疾病做斗争所积累起来的经验总结，既是防病治病的医学科学，更是我国宝贵的文化遗产。中医药学是中华文明的一个瑰宝，凝聚着中国人民和中华民族的博大智慧。沧桑几千年，从古至今，中医学形成了独特的生命观、自然观、健康观、疾病观、治疗观，包含着中华民族几千年的健康养生理念及其实践经验，不但护佑着中华民族繁衍生息，而且在当今时代焕发出越来越旺盛的生命力。

　　中医药根植于中国传统文化的沃土，通过历代医家们的不断观察总结，创新发展，形成了我国独特的卫生资源和原创的医学科学，既在疾病诊疗上疗效显著，又在养生保健方面经验丰富。如中医学四大经典著作之首的《黄帝内经》一书中提出的"法于阴阳，和于术数，食饮有节，起居有常"仍是我们今天强身健体、延年益寿的基本原则。中医倡导的"治未病"理论和方法，更是在疾病预防方面具有重大指导意义和实用价值，能在实施健康中国战略中发挥重要作用。

　　当今社会，健康问题已经成为世界各国关注的热点、重点。以习近平同志为核心的党中央高度重视维护人民健康，党的十九大将"实施健康中国战略"提升到国家整体战略层面统筹谋划。中国特色社会主义新时代社会主要矛盾已经转化为人民日益增长的美好生活需要和不平衡不充分的发展之间的矛盾，人民对美好生活的需要就包含对健康生活的需要，没有健康就没有美好生活，健康乃人民幸福之源和根基所在！然而目前我国慢性病高发、新发、再发，传染病时有流行，伤害发生率仍维持在较高水平。民众对健康知识普及率偏低，不健康的生活方式仍较常见。因此健康教育变得格外重要，健康科普势在必行。

中医药来源于民间、民众，深受群众的欢迎和喜爱，向大众传播中医药健康理念和知识，有助于引导群众树立正确的健康观，养成良好的生活方式，从而远离疾病、强身健体，提高生活品质和生命质量。有鉴于此，我局特组织湖南中医药大学第一附属医院、湖南中医药大学第二附属医院、湖南省中医研究院附属医院、湖南中医药高等专科学校附属第一医院、湖南省人民医院等知名中医专家精心编写了这套中医药科普知识丛书，全书作者以自己深厚的专业素养，深入浅出、通俗易懂地阐述了怎样爱眼护眼、养肝护肝、养肤护肤、养心护心、养肺护肺、养骨柔筋，怎样简效急救，如何预防癌症等。全书融科学性、权威性、实用性、通俗性和可读性于一体，看得懂、学得会、用得上，是家庭和个人增强健康意识，加强自我保健的良师益友。

健康出幸福，疾病生痛苦！养生保健、强身健体、科学防病，重在实践，贵在坚持。世上本无长生药，人间自有延

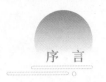

年方！希望这套中医药科普知识丛书，能为广大人民群众的身心健康、幸福生活尽绵薄之力。

湖南省中医药管理局局长 　郭子华

于长沙

前　言

　　近三十年来，中国老百姓餐桌最大的变化是动物性食物大幅增加，植物性食物摄入严重不足，导致胆固醇摄入增加，引起心血管疾病爆发式增长。根据新发布的《中国心血管健康与疾病报告2020》显示，我国心血管相关疾病患病率处于持续上升态势，目前患病人数约3.3亿，其中脑卒中1300万，冠心病1139万，肺源性心脏病500万，心力衰竭890万，心房颤动487万，高血压2.45亿。更令人担忧的是，我国城乡居民心血管病死亡率呈上升趋势，2018年心血管病死亡居我国城乡居民总死亡原因的首位，在农村的占比为46.66%，城市为43.81%。未来我国心血管病的死亡率可能会进一步升高，降低心血管疾病死亡率是摆在全国人民面前的重大战略课题。

　　鉴于上述原因，湖南省中医药管理局组织中医专家编写了这套中医养生丛书，《中医谈养心护心》是其中的一本。由湖南省中医药研究院附属医院心血管内科承担编写任务。本书旨在发挥中医药在心血管疾病防治中的突出作用，向基层老百姓介绍中医药在心血管病"治未病"方面的特色和优势。一方面为基层老百姓提供一本看得懂、用得着、有效果的中医养心护心科普专著，让大家在中医科普学习中有获得感；

另一方面也为基层心血管医师提供中医科普素材和蓝本，通过他们惠及更多老百姓。

本书由临床一线经验丰富的中西医结合心血管医师编写，兼顾了实用性、科学性、趣味性。其内容涉及常见的心血管疾病如高血压、冠心病、高血脂、心律失常、心衰等，融合中医和现代医学的专业预防及治疗科普知识，侧重于中医药防治的知识、特色技术等，非常方便居家学习，容易掌握。

本书编写过程中得到湖南省中医药管理局领导的指导和大力支持，同时倾注了全体参编人员的心血，数易其稿，在此一并表示诚挚感谢！该书编写过程中，由于时间紧迫和水平有限，当然还存在一定瑕疵和不尽如人意之处，希望广大读者批评指正。

湖南省中医药研究院附属医院

目 录

目 录

第六章 人是可以被"气"死的——避免 "病由心生"

第七章 心病要用"心药"医

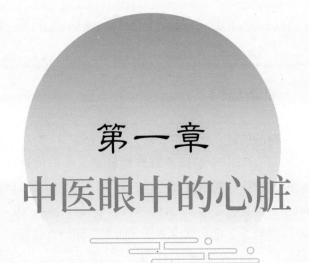

第一章
中医眼中的心脏

第一节　您知道心脏结构和机械功能的奥秘吗

一、心脏结构

1. 心脏的位置、外形和毗邻

心脏是一个中空的肌性纤维性器官，形似倒置的、前后稍扁的圆锥体，周围裹以心包，斜位于胸腔的中纵隔内。中国成年男性正常心重约 284±50 g，女性约 258±49 g，但心重可因年龄、体重和体力活动等因素不同而有差异。心脏约 2/3 位于正中线的左侧，1/3 位于正中线的右侧；前方对向胸骨体和第 2~第 4 肋软骨；后方平对第 5~第 8 胸椎；两侧与胸膜腔和肺相邻；上方连接出入心的大血管；下方邻隔，心的长轴自右肩斜向左肋下区，与身体正中线构成 45°角。心底部被出入心脏的大血管根部和心包返折缘所固定，心室部分则较活动。正常人的心脏类似桃子，异常情况下心脏形态会有所变化。如左心室明显扩大表现为"靴型心"；左心房显著增大时，心腰消失，此时心脏像个梨子，谓之"梨型心"；当心影呈烧瓶样球形扩张，双侧心室增大圆隆，下大上小类似烧瓶，为"烧瓶心"。

2. 心脏的"两房两室"

心脏被心间隔分为左、右两半心，左右半心各分成左右心房和左右心室四个腔，同侧心房和心室借房室口相通。心在发育过程中出现沿心纵轴的轻度向左旋转，故左半心位于右半心的左后方。

右心房位于心的右上部，壁薄而腔大，可分为前、后两部。前部为固有心房，由原始心房衍变而来。后部为腔静脉窦，由原始静脉窦右角发育而成。

右心室位于右心房的前下方，直接位于胸骨左缘第4~第5肋软骨的后方，其前壁与胸廓相邻。介于右冠状沟、前间沟、心右缘以及肺动脉口平面之间，构成胸肋面的大部分。

左心房位于右心房的左后方，构成心底的大部，是四个心腔中最靠后方者。前方有升主动脉和肺动脉，后方与食管相毗邻。根据胚胎发育来源，左心房亦可分为前部的左心耳和后部的左心房窦。其中左心耳突向左前方，覆盖于肺动脉干根部左侧及左冠状沟前部，因与二尖瓣邻近，是心外科最常用的手术入路之一。同时也是房颤病人容易形成血栓的地方，就类似河流回水弯处容易杂物聚集成团。

左心室位于右心室的左后方，呈圆锥形，锥底被左房室口和主动脉口所占据。左心室壁厚约是右室壁厚的三倍。左心室前壁介于前室间沟、左房室沟和左冠状动脉旋支的左缘支三者之间的区域内、血管较少，是左心室手术的入路部位。左心室腔以二尖瓣前尖为界分为左后方的左心室流入道和右前方的流出道两部分。

3. 心脏的"四扇门"（心脏瓣膜）

二尖瓣即左房室瓣，附于左纤维房室环上，由心内膜的皱褶形成，有两个瓣膜。位于前内侧者为前尖瓣，较大，常称大瓣，是左心室流入道与流出道的分界标志；位于后外侧者为后尖瓣，较小，常称小瓣。两个瓣膜底部边缘常相互融合，有时在两瓣间出现小的副瓣。瓣尖、边缘及其室面有许多腱索连于乳头肌。心室收缩时，二尖瓣即严密关闭房室口，防止血液逆流入左心房。二尖瓣如同一个"单向活门"，保证血液循环由左心房向左心室方向流动。当左心室收缩时，挤压室内血液，血液冲击瓣膜，二尖瓣关闭，血液不倒入左心房。

三尖瓣位于右房室口，以致密结缔组织构成的纤维支架环上附着有 3 个三角形瓣膜，称三尖瓣或右房室瓣。三尖瓣亦如同一个"单向活门"，保证血液循环由右心房向右心室方向流动。

主动脉瓣是主动脉起始部与左心室连接的地方的一个瓣膜结构。其由 3 个半月瓣组成。在每个瓣叶后面，主动脉壁向外膨出，形成主动脉窦。瓣叶在闭合时沿接合缘向中心互相对合。邻近交界的外周结合线较薄，可有小穿孔。心室收缩时，血流向上猛冲，将主动脉瓣叶推离主动脉腔中心；心室舒张时，瓣叶被动降入主动脉腔中心。瓣膜形态正常时，三个瓣叶沿接合缘对合，并支持主动脉内的血柱防止反流入心室。

肺动脉瓣：肺动脉口周缘有三个彼此相连的半月形纤维环为肺动脉环，环上附有三个半月形的肺动脉瓣，瓣膜游离缘朝向肺动脉干方向。当心室收缩时，血液冲开肺动脉瓣进入肺动脉干；当心室舒张时，肺动脉窦内被倒流的血液充盈，使三个瓣膜相互靠拢，肺动脉口关闭，阻止血液反流入右心室。

心脏各瓣膜若出现病理改变，如瓣膜反流或者狭窄、关闭不全等，则上述血流方向出现反常或血流受限。目前主要以老年性瓣膜退化为主要原因，其次有冠心病、风湿性心脏瓣膜病等。

4. 心脏内的"三堵墙"（心间隔）

房间隔位于左右心房之间，由两层心内膜中间夹心层肌纤维和结缔组织而构成。室间隔位于左、右心室之间。室间隔中部明显凸向右心室，凹向左心室，室间隔分为肌部和膜部。且室间隔大部分为肌部，肌部由肌组织覆盖心内膜而成。膜部的上界为主动脉右瓣和后瓣下缘，前界和下界为室间隔肌部，后界为右心房壁。房室隔为房间隔和室间隔的过渡、重叠区域。上述三间隔出现漏洞即表现为常见的三类先天性心脏病：房间隔缺损、室间隔缺损、房室隔缺损。

5. 心壁

由心内膜、心肌层和心外膜组成，它们分别与血管的三层结构相对应。其中心内膜是被覆于心腔内面的一层滑润的膜，由内皮和内皮下层构成。心肌层由心肌纤维和心肌间质组成。心肌纤维呈分层或束状，心肌间质包括心肌胶原纤维弹性纤维、血管、淋巴管、神经纤维及一些非心肌细胞成分等，充填于心肌纤维之间。心外膜即浆膜性心包的脏层，包裹在心肌表面。其表面被覆一层间皮（扁平上皮细胞）。间皮深面为薄层结缔组织，在大血管与心连通处、结缔组织与血管外膜相连。

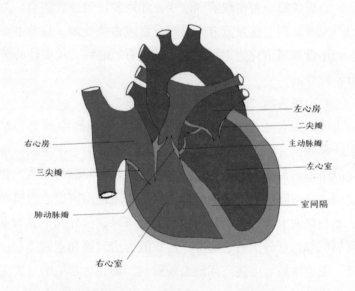

6. 心脏的电路系统（心传导系）

心传导系由特殊心肌细胞构成，包括窦房结、结间束、房室交界区、房室束、左、右束支和浦肯野纤维网。正常情况下，窦房结产生激动信号，由结间束传导至左右心房使心房肌细胞除极。其后心电信号在房室交界区有生理性停顿，主要是为了让左右心房与左右心室依次收缩，从而实现正常的心脏机械功能。接下来，心电信号依次经房室束、左右束支及浦肯野纤维网使左右心室几乎同时快速除极。若"总司令部"窦房结出现功能障碍和（或）下游的自律细胞喧宾夺主异常激动，则可出现各型房、室性心律失常。若各传导束出现障碍，则出现传导阻滞。

7. 心脏相关血管

冠状动脉循环：心的血液供应来自左、右冠状动脉；回流的静脉血，绝大部分经冠状窦汇入右心房，直接流入右心房；极少部分流入左心房和左、右心室。心本身的循环称为冠状循环。虽然占体重的约0.5%，而总的冠脉血流量占心输出量的4%~5%。因此，冠状循环具有十分重要的地位。

8. 心包

位于心和出入心的大血管根部的圆锥形纤维浆膜囊，外层是纤维心包，内层为浆膜心包。纤维心包由坚韧的纤维性结缔组织构成，上方包裹出入心的升主动脉、肺动脉干、上腔静脉和肺静脉的根部，并与这些大血管的外膜相延续。浆膜心包位于心包囊的内层，又分脏、壁两层。壁层衬贴于纤维性心包的内面，与纤维心包紧密相贴。脏层包于心肌的表面，形成心外膜。脏、壁两层在出入心的大血管的根部互相移行，两层之间的潜在性腔隙称心包腔，内含少量浆液，起润滑作用。

二、心脏的机械功能

心脏是人体的动力泵，主要机械功能是维持全身的血液循环。心脏收缩时，心腔变小，压力升高，将血液泵出。心肌舒张时，心腔变大，压力降低，促使血液回流至心腔。

（1）通过泵血把氧、营养物质、激素等运送到组织，维持机体各器官组织的正常生理功能。脑供血、供氧不足则头晕，肾供血、供氧不足则尿少，心脏供血、供氧不足可以出现心绞痛等。其中有个关键指标即心排出量，等于心率与心搏量（每次左心室收缩时的泵血量）的乘积，此指标反应心脏关键的收缩功能。同时若心脏泵血受到影响，血液必会淤积于肺，肺就会像气球灌了水，呼吸功能受到影响而气促。

（2）收回静脉系统回流的血液，主要体现心脏的舒张功能。若此功能受到影响，血液淤积在静脉系统，淤积于外周则水肿，淤积于肝脏则出现淤血性肝炎，淤积于消化道，则影响消化功能出现食欲差、消化不良、大便异常等。

（卿　俊）

第二节　心脏的电活动是怎样调控的

有人形容一见钟情、怦然心动的感觉是心脏被电到了，是这种心动的感觉产生了电流刺激了我们的心脏吗？其实，这种心动的感觉只是一种交感神经兴奋的表现。但是在我们的日常生活中，我们跳动的心脏里每天都有无数细小的电流、电信号通过，来保证心脏这一人体最重要的器官正常工作和运转，保证其源源不断地为人体全身泵血并正常产生心房钠尿肽等激素维持人体内环境的平衡。

对于这些通过心脏的电流，我们最直观最常见的感知方式就是看到心电图的图纸上随着心脏跳动所滚动出的各种或异或同的波形图案。这种检查技术十分便捷，只需要用数个电极导联紧贴皮肤，便可以将心脏活动时发出的电信号传入心电图机，经过处理后以图形的形式呈现出来。因为心脏任何区域的电活动都可能对心电场在任何一点的电势分布产生影响，这种影响通过有关导联的位置的心电图波形表现出来，在不同情况下心电图波形图案可以有各种不同的变化。在临床中，医生们便可以通过充分利用各导联心电图波形之间关联性心电图表现来对我们的心脏电活动情况进行判断。

心脏跳动的过程依赖于心肌细胞的互相配合，心肌细胞大致可分为两类：心脏传导细胞和工作肌细胞。心脏传导细胞包括窦房结，房室结和蒲氏纤维。主要以传导心肌电冲动为主。工作肌细胞包括心房肌和心室肌。单个的工作肌细胞接受心脏传导系统的电冲动产生兴奋和收缩耦联。而整个心房肌或心室肌作为一个整体，以完成泵血功能。

（蔡朝霞）

第三节　为什么说心脏泵血功能非常重要

我们常听到这么一句话，"心脏最重要的功能是泵血"。"泵"的定义是输送流体或使流体增压的机械，在我们身体里面的"泵"就是心脏，它通过肌肉的运动和收缩为推动血液循环提供动力。血，即血液，成年人血量占到体重的 7%~8%，体重 60 kg 的人，血量约 4.2~4.8 L，以每分钟心脏跳动 75 次、心脏每次泵血 70mL 通俗计算，约 48~55 秒身体的血液就循环 1 次，每天血液循环高达 1600~1800 次。

我们的每一次思考、我们的举手投足之间，心脏在时刻推动着血液流向身体的各个组织以供给营养物质、水分及氧，组织、细胞利用这些物质产生能量，保持正常机能。这解释了为什么我们在运动时心跳会加快，因为满足组织细胞代谢所需要的能量增加了，心脏这时候主要以增加跳动次数来调节，当然也会加强心肌的收缩能力来增加每次泵血的量。长此以往，坚持运动的人心脏的收缩能力更强，在安静休息的时候，不需要很快的心率就可以维持全身组织细胞的代谢需要，因此运动员的心率低于 60 次 / 分也常被视为正常现象；同时，血液把代谢产生的二氧化碳、尿素等废物分别输送到呼吸器官及排泄器官，排出体外；此外，内分泌细胞所分泌的激素可以通过血液循环输送到全身各个部分，以更好地调节机体的生理功能。

古人很早就认识到了心脏泵血功能的重要性，《黄帝内经·痿论》："心主身之血脉"，意为心脏的搏动推动和调控全身血液运行，输送营养物质于各脏腑形体官窍的作用，若心气不足，心脏搏动无力，或心阴不足，或心阳不足，都可以导致血液运化失常，故《黄帝内经·五脏生成》说："诸血者，皆属于心"。

心脏的泵血功能这么重要，是正常还是减弱，我们应该如何对其进行测量和评价呢？最直观的指标是心输出量，它等于心脏每次搏动射血量与心率的乘积，例如，成年男性在安静休息状态下，心脏平均每分钟跳动 75 次，每次搏动射血量约为 70 mL（60~80 mL），得出心输出量即为 5.25 L/min（4.5~6.0 L/min）。心输出量需要适应于机体的新陈代谢水平，又可因年龄、所处生理状态、性别及体型而不同。青年时期心输出量高于老年时期，在剧烈运动时心输出量可高达 25~35 L/min，麻醉状态下又可降低到 2.5 L/min。女性相比于同重量男性的心输出量约低 10%，但是姚明和鲁豫的心输出量差值相比远大于这个数值，因为身体瘦弱和高大的人新陈代谢总量并不相等。因此，除了心输出量外，分别基于以单位体表面积、心脏舒张末期容积、心脏作功量得出的心指数心输出量、射血分数、每搏功等指标可作为补充，计算较为复杂。

上文讲述的是现代医学的方法，往往需要借助心脏彩超等辅助检查才能完成，那么几千年前的中医学家是如何判断心主血脉的功能是否正常呢？整体观念这一理论武器发挥了重要的作用。中医学认为，人是一个内外紧密联系的整体，因而内脏有病，必然表现于外，具体可反映于相应的形体官窍，即所谓"有诸内，必形诸外"，因此，心主血脉的功能可从心胸部感觉、面色、舌色、脉象反映出来。心主血脉功能正常，心胸部舒畅，面色红润有光泽，舌质淡红，脉和缓有力。若心气不足，推动血液无力，可出现心慌、胸闷、气短，面色苍白无华，舌质淡，脉虚无力，甚至气虚血瘀，心脉痹阻不通，出现心胸部憋闷疼痛，面色紫暗，舌质瘀斑、青紫，脉细涩等表现。

毫无疑问，古人是智慧的，时至今日，查阅"心力衰竭""心源性休克"的最新临床指南，其临床表现部分依然是浓墨重彩的一笔。首先，我们假设一个特殊的极端情况，心脏突然停止跳动导致泵血功能完全丧失，我们通常称之为心脏骤停，会发生什么呢？几秒钟内患者因脑组织缺血缺氧会出现失去意识（没有反应），1分钟左右呼吸就停止了，4分钟就会出现脑细胞死亡，超过10分钟被抢救存活的可能性几乎为零。目前，中国已超3亿人罹患心脑血管疾病，每年有超过54万人会出现心搏骤停，相当于大约每1分钟就有人因为心搏骤停而突然倒下，而我国心搏骤停患者的总体抢救成功率却不到 1%。可见，心脏泵血功能的丧失是我们生命中无法承受之重。

（吴永胜）

第四节　您知道血管有几类吗

血管可分为动脉、静脉、毛细血管三类。

一、动脉

动脉是运送血液离开心脏的管道。动脉管壁较厚，大概可分为 3 层：内层很薄，腔面为一层内皮细胞，能减少血流流动的阻力；中间层较厚，含平滑肌、弹性纤维和胶原纤维等，大动脉以弹性纤维为主，中小动脉以平滑肌为主，外层由疏松结缔组织构成，含胶原纤维和弹性纤维，可防止血管过度扩张。动脉血管壁的结构与其功能密切相关。大动脉中膜因其含有丰富弹性纤维，所以具有较大的弹性，心脏收缩往外泵血时，管壁被动扩张；心脏舒张，血液回流时，管壁弹性回缩，推动血液继续向前流动。中、小动脉，尤其是小动脉的中膜平滑肌可在机体神经体液调节下，通过收缩或舒张以改变管腔的大小，从而影响局部血流量和血流阻力。动脉在行程中不断分支，越分越细，最后移行为毛细血管。

输送血液离开心脏的血管均称为动脉，但并非动脉血管中一定流着动脉血，由左心室发出的主动脉及各级分支运送动脉血；而由右心室发出的肺动脉干及其分支则输送静脉血。动脉干的分支离开主干进入器官前的一段称为器官外动脉，进入器官后的一段称为器官内动脉。器官外动脉分布的一些基本规律如下：①动脉的分布与人体的结构是相适应的，人体左、右对称，动脉的分支也有对称性。②人体每一大局部包括头颈、躯干和上下肢等都有 1~2 条动脉干。③躯干部在结构上有体壁和内脏之分，动脉亦分为壁支和脏支，其中壁支仍保留着原始的分节状态，如肋间后动脉、腰动脉等。④动脉常伴有静脉和神经伴行，构成血管神经束，有的还包有结缔组织鞘，在四肢的这些血管神经束的行程多与长骨平行。⑤动脉在行程中，多居于身体的屈侧、深部或安全隐蔽的部位，如由骨、肌和筋膜所形成的沟或管内，因此不易受到损伤。⑥动脉常以最短的距离到达它所分布的组织器官，但也有个别的例外，如睾丸动脉，此种特殊情况可以从胚胎发生中得到解释。⑦动脉分布的形式与器官的形态有关。容积经常发生变化的器官如胃、肠等，其动脉多先在器官外形成弓状的血管吻合，再分支进入器官内部。一些位置较固定的实质性器官如肝、肾等，动脉常从其凹侧穿入，血管出入的这些部位常称为"门"。⑧动脉的管径有时不完全取决于它所供血器官的大小，而与该器官的功能有关。例如，肾动脉的管径就大于营养绝大部分小肠和部分结肠的肠系膜上动脉，这与肾的泌尿功能有关。器官内动脉的分布与器官的构造有关，结构相似的器官其动脉的配布也大致相同。在实质性器官内，可有放射型、纵行型和集中型的动脉配布。在有分叶状结构的器官，如肝、肾、肺等。肌内动脉常沿肌纤维束走行。中空性或管状器官，其动脉呈纵行型、横行型或放射型分布。

　　根据血液循环，大致可将动脉分为肺循环动脉和体循环动脉。肺循环动脉起始部分是肺动脉干，其位于心包内，起自右心室，是一粗短的动脉干，在主动脉的前方向左后上方斜行，至主动脉弓的下方分为左、右肺动脉。左肺动脉较短，在左主支气管的前方横行，然后分上、下两支进入肺的上、下叶。右肺动脉较长且粗，经升主动脉和上腔静脉的后方向右横行，至右肺门处分为上、中、下三支分别进入右肺的上、中、下叶。动脉韧带为连于肺动脉干分叉至主动脉弓下缘的纤维性结缔组织索，是胚胎时期动脉导管闭索的遗迹。动脉导管若在出生后 6 个月尚未闭锁，则称为动脉导管未闭，是临床中常见的先天性心脏病。主动脉是体循环的动脉主干。主动脉由左心室发出，其起始段为升主动脉，自起始处向右前上方斜行移行为主动脉弓。升主动脉发出左、右冠状动脉，给心脏供应丰富的血液。主动脉弓呈弓形弯向左后方，向下移行为降主动脉。从主动脉弓上发出的分支由右向左分别为头臂干、左颈总动脉和左锁骨下动脉。其中颈总动脉是头颈部的动脉主干。降主动脉为主动脉弓的延续，其在第 12 胸椎高度穿膈的主动脉裂孔处被分为上方的胸主动脉和下方的腹主动脉两部分。胸主动脉是胸部动脉主干，腹主动脉是腹部动脉主干。腹主动脉行至第4腰椎水平处分为左、右髂总动脉。

二、静脉

静脉是将血液运回心脏的血管。可分为大静脉、中静脉、小静脉等。其中小静脉由毛细血管汇合而成；在血液回流心脏的过程中不断接受其他分支逐渐汇合成中静脉、大静脉，最后注入心房。静脉管壁也可以分内膜、中膜和外膜三层，但其界线常不明显。与相应的动脉比较，静脉具有管壁薄，管腔大，弹性小，容血量较大的特点。

输送血液流回心脏的血管均称为静脉。跟动脉一样，并非静脉里流着的都是静脉血，体循环静脉流着静脉血，但肺循环静脉流着动脉血。静脉起始于毛细血管，止于心房。静脉的数量比动脉多，管径较粗，管腔较大。与伴行的动脉相比，静脉管壁薄而柔软，弹性也小。往往我们在现实中见到的静脉都是静脉管壁塌陷，含有淤血的。在结构和分布方面，静脉含有下列特点：

1. 静脉瓣

成对，半月形，游离缘朝向心脏方向。静脉瓣有保证血液向心脏方向流动和防止血液逆流的作用。受重力影响较大的四肢静脉的瓣膜多，而躯干较大的静脉少或无瓣膜。

2. 体循环静脉分为浅、深静脉

浅静脉位于皮下浅筋膜内，又称皮下静脉。浅静脉不与动脉伴行，最后注入深静脉。临床上常经浅静脉注射、输液、输血、取血和插入导管等。深静脉位于深筋膜深面，与动脉伴行，又称伴行静脉。深静脉的名称和行程与伴行动脉相同，引流范围与伴行动脉的分布范围大体一致。

3. 静脉的吻合比较丰富

浅静脉在手和足等部位吻合成静脉网，深静脉环绕容积经常变动的脏器（如膀胱、子宫和直肠等）形成静脉丛。在器官扩张或受压的情况下，静脉丛仍能保证血流通畅。浅静脉之间、深静脉之间和浅、深静脉之间都存在丰富的交通支，这有利于侧支循环的建立。

4. 结构特殊的静脉

包括硬脑膜窦和板障静脉，硬脑膜窦位于颅内，无平滑肌，无瓣膜，故外伤时出血难止。板障静脉位于板障内，壁薄无瓣膜，借助血管连接头皮静脉和硬脑膜窦。静脉瓣顺血流开放，逆血流关闭，是保证静脉血回流的重要装置；心脏舒张时心室吸引心房和大静脉的血液。如果心脏收缩力减弱，则心室排空不完全，静脉血回流减少；吸气时，胸膜腔负压加大，胸腔内大静脉内压降低，从而促进静脉血回流；脏器活动和动脉搏动有助于静脉血回流。体位改变也对静脉血回流产生影响。静脉血回流受阻可引起组织水肿，表现为体表组织凹陷性水肿、器官肿大、胸膜腔和腹膜腔积液等。

全身的静脉分为肺循环的静脉和体循环的静脉。其中肺静脉每侧两条，分别为左上、左下肺静脉和右上、右下肺静脉。肺静脉起自肺门，侧穿心包，注入左心房。肺静脉将含氧量高的血液输送到左心房。左肺上、下静脉分别收集左肺上、下叶的血液，右肺上静脉收集右肺上、中叶的血液，右肺下静脉收集右肺下叶的血液。体循环的静脉包括上腔静脉系、下腔静脉系和心静脉系。上腔静脉系由上腔静脉及其所属分支组成，主要收集头颈部、上肢、胸部（心肺除外）等上半身的静脉血。下腔静脉系由下腔静脉及其所属分支组成，主要收集下半身的静脉血，还收集腹腔内不成对器官（肝除外）静脉血液的血管组成肝门静脉系。

三、毛细血管

毛细血管是连接动、静脉末梢间的管道，管径较细，一般为 $6\sim8\ \mu m$，管壁主要由单层内皮细胞和基膜构成。毛细血管彼此吻合成网，除角膜、晶状体、毛发、软骨、牙釉质和被覆上皮外，遍布全身各处。毛细血管数量多，管壁薄，通透性大，管内血流缓慢，是血液与组织液进行物质交换的场所。

胚胎时期，血管是在毛细血管网的基础上发展起来的。在发育过程中，由于功能需要及血流动力学因素的影响，有些血管扩大形成主干或分支，有些退化、消失，有的则以吻合管的形式存留下来。由于某种因素的影响，血管的起始或汇入、分支、管径、数目和行程常有不同变化。所以，血管的形态、数值并非所有人都完全一样，有时可出现变异，甚至异常或畸形。

（朱筱婧）

第五节　不同种类血管的功能有何区别

在神经体液调节下，血液沿心血管系统循环不息。血液由左心室泵出，经主动脉及其分支到达全身毛细血管，血液在此与周围的组织、细胞进行物质和气体交换，再通过各级静脉，最后经上、下腔静脉及心静脉系返回右心房，这一循环途径称为体循环或者大循环。血液由右心室搏出，经肺动脉干及其各级分支到达肺泡毛细血管进行气体交换，再经肺静脉进入左心房，这一循环途径称为肺循环或者小循环。体循环和肺循环同时进行，体循环的路程长，流经范围广，以动脉血滋养全身各部，并将全身各部的代谢产物和二氧化碳运回心。肺循环路程较短，只通过肺，主要使静脉血转变成氧饱和的动脉血。

人体的血管除经动脉—毛细血管—静脉相通连外，动脉与动脉之间、静脉与静脉之间甚至动脉与静脉之间，可借血管支彼此联结，形成血管吻合。

1. 动脉间吻合

人体内许多部位或器官的两动脉干之间可借交通支相连，如脑底动脉支在经常活动或易受压的部位，其邻近的多条动脉分支常互相吻合成动脉网，如关节网。在时常改变形态的器官，两动脉末端或其分支可直接吻合形成动脉弓，如掌深弓、掌浅弓、胃小弯动脉弓等。这些吻合都有缩短循环时间和调节血流量的作用。

2. 静脉间吻合

静脉吻合远比动脉丰富，除具有和动脉相似的吻合形式外，常在脏器周围或脏器壁内形成静脉丛，以保证在脏器扩大或腔壁受压时血流通畅。

3. 动、静脉吻合

在体内的许多部位，如指尖、趾端、鼻、唇、外耳皮肤、生殖器勃起组织等处小动脉和小静脉之间可借血管支直接相连，形成小动、静脉吻合。这种吻合具有缩短循环途径，调节局部血流量和体温的作用。

4. 侧支吻合

有的血管主干在行程中发出与其平行的侧副管。发自主干不同高度的侧副管彼此吻合，称侧支吻合。正常状态下侧副管比较细小，但当主干阻塞时，侧副管逐渐增粗，血流可经扩大的侧支吻合到达阻塞以下的血管主干，使血管受阻区的血液循环得到不同程度的代偿恢复。这种通过侧支建立的循环称侧支循环或侧副循环。侧支循环的建立显示了血管的适应能力和可塑性，对于保证器官在病理状态下的血液供应具有重要意义。

体内少数器官内的动脉与相邻动脉之间无吻合，这种动脉称为终动脉，如视网膜中央动脉。终动脉的阻塞可导致供血区的组织缺血甚至坏死。如果某一动脉与邻近动脉虽有吻合，但当该动脉阻塞后，邻近动脉不足以代偿其血液供应，这种动脉称功能性终动脉，如脑、肾和脾内的部分动脉分支。

（朱筱婧）

第六节　您是否了解什么是"大循环"和"小循环"

血液遵循一定方向在心脏和血管系统中周而复始地流动，像小溪汇入河流，河流汇入江流，江流汇入海洋，构成大自然界的循环系统。而在人体中，体循环和肺循环则承担了互相连接的作用，是心血管系内两大具体循环的途径，构成了完整的循环系统。

我们都知道，跑步是人体能量消耗的一种，那么血液的流动需不需要能量呢？答案是：需要。血液流动的能量主要是心脏搏动产生的，线粒体我们知道是能量产生的场所。而心脏搏动的能量主要依靠细胞中的线粒体所产生，所以心肌细胞中线粒体的含量非常多。那我们常说的"大循环"和"小循环"分别对应的是体循环还是肺循环呢？

大循环，又叫体循环，是携带氧和营养物质的动脉血经过一系列循环交换。在体循环中，血液流经身体各部分组织细胞的毛细血管时，与组织细胞进行物质交换。当我们的心脏收缩时，在左心室内含有的新鲜血液（我们都知道，动脉血液含的是带氧较多的血，所以其颜色鲜红）通过动脉运送，经过主动脉及其各级分支，到达全身各部的毛细血管，进行组织内物质交换和气体交换，供应组织器官的氧气和营养物质，然后经过静脉（静脉血因含有较多的二氧化碳，所以颜色为暗红色）把人体组织的代谢产物和二氧化碳送到排泄器官，再经各级静脉，最后汇入上、下腔静脉流回右心房，从而保证了机体的新陈代谢，维持了机体内环境的稳定。体循环的主要特点是路程长，流经范围广，以动脉血滋养全身各部，而将代谢产物和二氧化碳运回心脏，所以我们称之为"大循环"。

我们接着说小循环，不过此前，我们先来了解一下什么是毛细血管。在动脉和静脉之间，有一种极细的血管，我们称之为毛细血管。一个成年人的毛细血管总数在300亿根以上，长度约等于11万公里，也就是说将一个成人的毛细血管分别联系起来，可绕地球7圈。那它的作用是什么呢？通俗地来说，在组织间动脉血经过毛细血管与静脉沟通，血液中的氧气和养分就是通过纤细薄壁的毛细血管渗透给组织进行新陈代谢。体循环中静脉血最终汇入了右心房，心室收缩时，由右心房接收回来的静脉血流入右心室后，首先注入肺动脉，经其分支到达肺部毛细血管，空气中的氧气通过肺泡壁渗透到肺毛细血管中，再由毛细血管进入肺静脉回流入左心房，再入左心室，同时二氧化碳排到肺泡中，然后呼出体外，血液经过肺循环后变成了含新鲜氧气的血液，再由左心室泵入主动脉输送到全身各部，周而复始，供应身体的需要。血液沿上述路径的循环称为肺循环或小循环。肺循环的特点是路程短，只通过肺，主要功能是完成气体交换。

《黄帝内经》叙述了血脉系统，即经脉、络脉、孙脉，并明确提出血脉运行"如环无端"，永无休止，正确描述了正常与疾病的脉搏次数、性质等。并指出"心主身之血脉"，认识到血液在脉管内是"流行不止，环周不休"的。还指出："经脉者，所以行血气而营阴阳"，"内溉五脏，外濡腠理。"这个理论使心脏与全身血脉有了联系——血液在经脉中呈循环式运行，内及于脏腑，外布于肌肉，并无休止的运行等。关于血液循环的几个主要环节都说得很明确。再如对"肺朝百脉"的认识，颇似现代医学所称的"肺循环"。如果把这些入微的观察记录联系起来，不难看出那一时代我国医学家对血液循环已有了相当清楚的概念。与其他医学相比较，公元前4世纪希腊医学还不知道血液是流动的，公元2世纪罗马医学认识到血液像潮水并不知道循环，公元13世纪阿拉伯医学才开始认识到血液小循环，直到1628年英国的哈维才证明了血液循环说，《黄帝内经》是初步揭示人体血液作环周循行的一次伟大的发现，反映我们对于血液循环的认识早了西方1000余年。

《素问·经脉别论》中提到："食气入胃，散精于肝，淫气于筋。食气入胃，浊气归心，淫精于脉。脉气流经，经气归于肺，肺朝百脉，输精于皮毛。毛脉合精，行气于府，府精神明，留于四藏，气归于权衡。"此句论述食物入胃后水谷精气输布的过程，这个过程主要分为两个方面。一方面，食物入胃后，其所化生的一部分精微物质由脾输散到肝脏，再由肝将此精微物质滋养于筋膜。另一方面，其所化生的精微物质，其精气由髓入脑，而浊气注入于心，再由心滋养于血脉。气血流行在经脉之中，由静脉回流入由心脏，再由左心房经左心室肺瓣膜而泵出心脏，到达于肺静脉毛细血管的肺泡端，并经吐出二氧化碳，吸入氧气之后，将携氧的鲜红新鲜血液，通过肺动脉毛细血管收集后，进入肺动脉血管干道，而重新回到心脏的右心房，并经过右心室泵出心脏输送到全身百脉中去，最后把精气输送到皮肤和毛发之中。那么主管肌肤皮毛之肺的经脉在肺泡端得到氧气而流入心脏，而流入心脏后的这个携氧血液又与小肠送入心脏血液的营养之精融合之后，即所谓毛脉之精气在心脏中汇合后，又由心脏泵回血脉，脉中精气循环不息，行气血于腑，腑化之精之神之明，才能流入四脏之中而得藏，而这样的循环过程是否正常，都要归于血脉之气来权衡。

上述描述的这一过程，实际上是血液从心脏出来，流注全身，而后回到肺脏，经气体交换后，再循行全身的血液循环过程。由此我们可以看到，血液循环的主要意义，在于保证机体新陈代谢的进行。动物机体的各个组织从血液获得各种营养物质、水分及氧等，并利用这些物质进行氧化，产生热能，保证正常机能；同时把代谢产生的二氧化碳、尿素、尿酸等废物排至血液，分别输送到呼吸器官及排泄器官，排出体外，以保持组织内部理化性质的相对恒定。另外，通过循环将内分泌腺所分泌的激素输送到全身各部分，以调节机体的生理机能。

（周　梦）

第七节　您知道供应心脏营养的血管有哪些吗？

一、冠状动脉及其特点

我们人体各组织器官要维持其正常的生命活动，需要心脏不停地搏动以保证血运，就像田地里的禾苗，每块田地都有对应的水渠为之供水，而心脏作为一个泵血的肌性动力器官，本身也需要足够的营养和能源，供给心脏营养的血管就是冠状动脉。

冠状动脉是供给心脏血液的动脉，起于主动脉根部，分左右两支，行于心脏表面。不断分出很多分支，再分出微动脉和毛细血管，最后在心肌纤维间形成丰富的毛细血管网，供给心肌血液。由于冠状动脉在心肌内行走，显然会受制于心肌收缩挤压的影响。也就是说，心脏收缩时，血液不易通过，只有当其舒张时，心脏方能得到足够的血流，这就是冠状动脉供血的特点。

二、影响冠脉血流的生理性因素

机体在不同的状态下，心脏的每搏输出量及其本身能量的消耗是不一样的，因此冠脉血流量也不一样。在安静状态下，人冠脉血流量为每百克心肌每分钟 60~80 mL，中等体重的人，总的冠脉血流量为 225 mL/min，占心输出量的 4%~5%。当心肌活动加强时，冠脉达到最大舒张状态，冠脉血流量可增加到每百克心肌每分钟 300~400 mL，所以，冠脉血流量的多少主要取决于心肌的活动。由于冠脉血管的大部分分支深埋于心肌内，因此心肌的节律性舒缩对冠脉血流产生很大影响，对左冠脉影响更大。动脉试验表明，心脏收缩期冠脉血流急剧减少，这是因为心脏对心腔产生的压力必须超过主动脉压（冠脉灌注压）才能发生射血。因此，心肌深层（心内膜下心肌）的血管受压最大而血流最少，甚至一些血流因受压而向心外膜血管倒流。射血开始后，主动脉压力升高，冠状动脉主干内的血流略有增加。只有当心脏舒张开始，心肌内压力急剧下降，血管外压力解除，在主动脉压力（舒张压）的驱动下，冠状动脉血流才大大增加。一般来说，左心室在收缩期的冠脉血流量只有舒张期的20%~30%，由此可见，舒张期的主动脉压（舒张压）和舒张期的长短（与心率有关）是决定冠脉血流的两个十分关键性因素。体循环的外周阻力增大，舒张压升高，则冠脉血流量增多；当心率加快时，由于心动周期的缩短主要是心舒期缩短，故冠脉血流量减少。因此，调节冠脉血流量的因素主要有物理因素、代谢因素、神经体液因素和自身调节因素，其中最重要的是代谢因素，即心肌本身的代谢水平。

1. 物理因素

决定冠脉血流量的物理因素主要是冠脉血管床的阻力和冠脉的有效灌注压。

（1）冠状血管床的阻力：正常情况下，血管长度及血液黏滞度变化较小可略不计，则冠脉阻力主要由血管半径来定，冠脉血流量与阻力血管半径的4次方成正比。因此，冠脉血管的口径是冠脉血流量的决定性因素，冠脉血管的口径一方面受冠脉血管平滑肌舒缩调节，还受血管外心肌收缩的挤压作用。在一个心动周期中，心肌节律性舒缩对冠脉血流的阻力影响很大。左心室在收缩期形成的冠脉血管阻力大于心舒期的冠脉血管阻力，加之心舒期长于心缩期，故左心室舒张时冠脉血流量大，而心缩期的冠脉血流量则大大减少。右心室壁薄，收缩时产生的张力小，对冠脉血管的挤压程度小，故右心室收缩时对冠脉血流量的影响不如左心室明显。

（2）冠脉有效的灌注压：是指冠脉流入端与流出端之间的压力差，即主动脉压与右心房之间的压力差。因此，冠脉有效灌注压是推动冠脉血流的动力。当有效灌注压波动在 8~24 kPa（60~180 mmHg），冠脉血流量仍保持相对恒定。如果灌注压低于这个范围，冠脉会发生最大限度地扩张，以防止冠脉血沉重的减少；若灌注压超过这个范围，血管内压可大于血管平滑肌的收缩力，使血管充胀，血流将增多。

2. 代谢因素

心肌代谢水平与冠脉血流量之间呈正变关系。心肌在代谢中，可释放多种舒血管的代谢产物，如 CO_2、乳酸、H^+ 和腺苷等，其中腺苷是最主要的而且是最强烈的舒血管物质。当心肌代谢增强，细胞缺氧时，心肌细胞内 ATP 分解为 ADP 和 AMP，在冠脉血管周围间质细胞内 5- 核苷酸酶作用下，使 AMP 分解产生腺苷，腺苷易于透过细胞膜弥散到细胞间隙，作用于阻力血管平滑肌，产生强烈的扩血管作用。从而增加局部冠脉血流，保证心肌代谢活动和改善缺氧状况。

3. 神经因素

冠状动脉受迷走神经和交感神经的支配. 迷走神经纤维在冠脉中分布较少。迷走神经兴奋一方面对冠脉的直接作用是使血管扩张。另一方面，却因使心脏活动减弱，心肌耗氧量降低，血压下降，间接使冠脉血流减少。故迷走神经对冠脉血流影响不大。交感神经兴奋，其总效应是使冠脉血流量增多。一方面它直接使冠脉血管收缩，另一方面，当交感神经兴奋，引起心脏活动加强，动脉血压增加，使冠脉血流量增加，同时更重要的是心肌耗氧量增加，代谢产物增多，继发性引起冠脉血管扩张。因此，交感神经的直接缩血管作用被心肌代谢增强产生的强有力舒血管作用所掩盖。

4. 体液因素

肾上腺素和去甲肾上腺素通过增加心肌代谢活动和耗氧量，使冠脉血流量增加。抗利尿激素可使冠脉血管收缩，使冠脉血流量减少。PGI 2 具有扩张冠脉作用。而引起冠脉收缩的主要是血栓素 A1。冠状动脉内皮细胞可合成 PGI 2，而且在心肌缺血时 PGI 2 的合成和释放增加，从而扩张冠脉，这也是冠脉血流量一种重要的调节。

所以我们冠状动脉的血流量调节是很大的，但这也只是生理状态下，当我们的冠状动脉或者心脏出现其他问题时会影响我们冠脉的血液调节，这种调节能力下降之后容易出现心肌缺血，也就是我们常说的冠心病心绞痛发作。

（陆　胜　聂福如）

第八节　冠状动脉是怎样分布的

一、冠状动脉的类型

心的形状如一倒置的、前后略扁的圆锥体，如将其视为头部，则位于头顶部、几乎环绕心脏一周的冠状动脉恰似一顶王冠，这就是其名称由来。冠状动脉是供给心脏血液的动脉，起于主动脉根部主动脉窦内，分左右两支，行于心脏表面。采用 Schlesinger 等的分类原则，将冠状动脉的分布分为三型：右优势型；均衡型；左优势型。

1. 右优势型

右冠状动脉在膈面除发出后降支外，并有分支分布于左室膈面的部分或全部。

2. 均衡型

两侧心室的膈面分别由本侧的冠状动脉供血，它们的分布区域不越过房室交点和后室间沟，后降支为左或右冠状动脉末梢，或同时来自两侧冠状动脉。

3. 左优势型

左冠状动脉除发出左前降支外，还发出分支供应右室膈面的一部分。据我国调查，右优势型约占 65%，均衡型约占

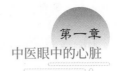

29%，左优势型约占 6%。

上述分型方法主要依据冠状动脉的解剖学分布，但左心室的厚度在绝大多数心脏大大超过右心室，所以，从血液供应量来说，左冠状动脉永远是优势动脉。

二、冠状动脉的分支

1. 左冠状动脉（left coronary artery，LCA）

开口于左冠状动脉中上部，位于升主动脉左后方，开口呈横位的椭圆形，位置略高于右冠状动脉开口，开口直径多在 2~5 mm。

左冠状动脉发出后为左主干（left mani coronary artery，LM），行走于肺动脉主干后和左心耳间的左房室沟内。左主干直径 3~6 mm，长约 5~20 mm。左主干到达前室间沟时分成 2 个主支：沿室间沟下行者是前降支；沿左房室沟到达左室后壁者是回旋支。两者间形成一定夹角。有时前降支和回旋支分别开口于主动脉。

（1）前降支（left anterior descending branch，LAD）：为左主干的直接延续，由左主干向前下沿前室间沟行走，绕过心尖，止于心脏膈面，大部分止于后室间沟的下 1/3。主要向左室前壁、室间隔前 2/3、心尖部及右室前壁供血。沿途主要分支：

①对角支（diagonal branches，D）：又称左室前支，是前

降支向左室游离壁发出的分支，多数成人有 3~5 个对角支。部分心脏的第一对角支由前降支和回旋支的分叉处发出，称为中间支（intermediate branch，IB）。

②右室前支（right anterior ventricular branches）：是前降支向右室前壁发出的数个小的动脉分支。第一右室前支分布于肺动脉圆锥处，又称左圆锥支（left conus artery，LCA），常与右冠状动脉近端发出的右圆锥支吻合成 Vieussens 环，当左或右冠状动脉阻塞或狭窄时此环是重要侧支之一。右室前支直径较对角支明显细小。

③前间隔支（anterior septal artery，S）：为前降支向室间隔垂直发出的 5~10 支动脉分支，多分布于室间隔前 2/3，按顺序先后称为 S1、S2、S3 等。

（2）回旋支（left circumflex branch，LCX）：近乎直角从左主干发出，开始沿左心耳内侧，然后沿左房室沟向左后行至后室间沟，止于左室膈面。约 10% 成人 LCX 到达后室间沟形成后降支（posterior descending，PD），在心尖与 LAD 终末端吻合，称为"左优势型"冠状动脉分布。沿途主要分支：

①窦房结支（sinus branch，SN）：行于左心房顶，供应窦房结。

②左房支（left artrial branches）：从 LCX 近端发出 1~2 支至左心房。

③左室前支（left anterior ventriclar branches）：由 LCX 起始段发出。

④钝缘支（obtuse marginal branch，OM）：由 LCX 近侧端发出，沿左室钝缘向下走行至心尖。OM 较发达，可有 1~3 支，是冠状动脉造影辨认分支的标志之一。

⑤左室后支（left posterior ventricular branched，PL）：为 LCX 在膈面的终末部分之一，房室结动脉起源于此。

2. 右冠状动脉（right coronary artery，RCA）

开口于右冠状窦的外侧中上部，位于升主动脉根部的右前方，开口直径多在 1.5~3 mm。

右冠状动脉发出后，行走于肺动脉主干和升主动脉间的右房室沟内，绕向心脏右后方再向左后行走至后室间沟与房室沟的十字交叉处，分成后降支和左室后支。沿途主要分支有：

（1）右圆锥支（right conus branch，CB）：为 RCA 向右室壁发出的第一分支，约 50% 的 CB 单独开口于 RCA 开口上方，约 50% 的 CB 起自 RCA 口或距开口 2~3 cm 处。

（2）窦房结支（sinus branch，SN）：为 RCA 发出的第二个分支发出后向右后上方走行，供应窦房结和右心房。

（3）右室前支（right anterior ventricular branch）：为 RCA 主干呈直角向左前方发出的分支，通常为一支，供应右室前壁。

（4）锐缘支（acute marginal，AM）：是 RCA 走行至右室锐缘附近向右下方发出沿着或平行于心下缘走行的分支，较粗大，一支多见，供应右室侧壁。是冠状动脉造影辨认分支的一个标志。

（5）后降支（posterior descending artery，PD）：又称后室间支，为 RCA 行走至后十字交叉处分出的一较大分支，沿后室间沟向下走行，是 RCA 的延续，多止于后室间沟的中、下 1/3 段，少数止于心尖部。分支可与 LAD 的末梢分支吻合。沿途发出数支后室间隔支与前间隔支吻合。

（6）左室后支（posterior lateral，PL）：RCA 在后十字交叉附近分支后，继续沿房室沟走行的一支动脉。沿途发出数支分支，供应左室膈面。房室结支就是 PL 在分出后不久垂直向上发出的细小分支，供应房室结和房室束。

（7）右心房支（right atrial artery）：起源于 RCA 的锐缘部和心脏膈面，供应右房侧壁和后壁。

以上就是我们给心脏供血的冠状动脉的分布及主要分支。

（陆　胜　聂福如）

第九节　冠状动脉的分支供应心脏哪些部分的血液呢？

一、冠脉供血区域

我们心脏分为左心房、左心室、右心房和右心室，心脏的每一部分的正常运行都需要由冠脉供应血液、供应能量，根据前两节所讲冠状动脉分支的走向及分布的位置，不难推测其营养心脏的部位。

1. 左前降支

供给左心室前壁中下部、心室间隔的前 2/3 及二尖瓣前外乳头肌及左心房。

2. 回旋支

供给左心房、左心室前壁上部、左心室外侧壁及心脏膈面的左半部或全部和二尖瓣后内乳头肌。

3. 右冠

供给右心房、右心室、心室间隔的后 1/3 和心脏膈面的右侧或全部。

4. 传导系统

窦房结的血液 60% 由右冠状动脉供给，40% 由左旋支供给；房室结的血液 90% 由右冠状动脉供给，10% 由左旋支供给；右束支及左前分支由前降支供血，左后分支由左旋支和右冠状动脉双重供血，所以临床上左后分支发生传导阻滞较少见。左束支主干由前降支和右冠状动脉多源供血。

二、常见的心脏疾病所反应相应的冠脉病变

1. 窦性心动过缓

窦房结是我们心脏自律细胞里自律性最高的细胞团，是我们正常心律的指挥部，如果窦房结缺血会引起窦房结功能

异常，有可能出现窦性心动过缓，所以如果右冠或者回旋支严重狭窄可能导致窦性心动过缓。

2. 房室传导阻滞

因为房室结的血液绝大部分是由右冠供应，因此当急性心肌梗死的患者出现了房室传导阻滞，我们需要考虑是右冠出现了急性闭塞。

3. 二尖瓣杂音增强

我们二尖瓣是在乳头肌的牵拉下完成开放和关闭的功能，当急性心肌梗死的患者突然出现二尖瓣杂音，我们需要考虑是前降支或者回旋支闭塞引起乳头肌功能不全所致。

三、心电图—心脏部位—冠脉之间的联系

我们知道心电图不同导联的组合对应的是心脏不同的部位，而每一个部位都是由对应的冠脉供血的，所以对于急性心肌梗死的患者来说，知道了心电图的导联就能推测出心脏哪个部位梗死了，进而推测出哪根冠脉出现了急性闭塞的情况。如我们的心电图 Ⅱ、Ⅲ、aVF 对应我们心脏的下壁，反推出很大情况对应的是右冠的梗死，下面我们简单讲解下心电图的冠脉之间怎么相连的（表 1–1）。

表1-1　心电图、心脏部位与冠脉之间的联系

导联	心脏部位	供血的冠状动脉
II、III、aVF	下壁	右冠或回旋支
I、aVL、V5、V6	侧壁	前降支或回旋支
V1–V3	前间壁	前降支
V3–V5	前壁	前降支
V1–V5	广泛前壁	前降支
V7–V9	后壁	回旋支或右冠
V3R–V5R	右室	右冠

　　我们了解了心电图与冠脉之间的联系就可以通过心电图大致判断出哪个冠脉出现了病变。

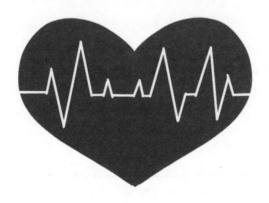

（陆　胜　聂福如）

第十节　心主神明——心理疾病

《素问·灵兰秘典论》记载："心者，君主之官也，神明出焉。"《素问·调经论》说："心藏神。""心主神明"观不但表明了心脏的重要作用是供血，而且概括了心脏在思维过程中的决定性地位，比现代医学理论中只谈心脏有供血功能更准确、更完整、更有价值。

"心主神明"是中医理论的核心观点，它和由它所派生出来的一些观点和理念，如"主明则下安，主不明则十二官危"等，千百年来一直指导着中医理论和实践的发展。在汉语中人们一直坚持着"用心想事"的说法，诸如此类的说法很多，如"心想事成""用心学习""费心帮帮忙"等。不用过多解释，它们的语义都很清楚，每个中国人都不会产生误解。可是这样的说法却遭到现代医学理论的驳斥，因为思考问题是大脑的事情，怎么能说用心想事呢？

中医"心主血脉"的观点告诉我们：中医、西医所讲述的心脏是同一套为机体供血的组织结构，只是现代医学的理论只讲了它的有形的、物质的一面，回避了它无形的、功能的一面，这就背离了解剖与功能不能相分离的基本逻辑。

近年来，现代科学研究发现，人脑组织在加工各种信息的过程中，消耗能量虽然很小，但不等于完全不消耗。随着在同一时间内进出大脑的信息量越来越大，脑组织就要求有充足的血液供应，否则大脑的缺血状态会造成脑组织缺氧，使大量的信息加工过程出现混乱。

人们都有头脑清楚和不清楚的体验，这些都是与脑组织的供血状态有关。我们在思考重大问题时还需要环境完全安静，以排除各种干扰，紧急时还要全身停止一切活动，"静静地思考"。人们甚至会说："别说话，让我想一想。"这些都清楚地表明思考问题时，任何小动作、任何声音的干扰都有可能因为分散了能量的供应，使得思维迟钝或混乱。总之，脑组织的精准思考需要充分的血氧供应。对脑组织的供血正是由心脏完成的，在任何时候脑组织都享有优先供血的特权。而且没有任何其他的组织、器官可以代替心脏的供血作用。

由于像脑组织这样对缺血十分敏感的组织存在，要求心脏的供血必须充分而及时。越是绞尽脑汁地思考，越是要求心脏不停地、更充分地供血。通常思考问题时多取坐位或站位的姿势，肌体为了保证脑组织的供血，特别对全身的血液分配进行了特殊安排，以集中保证脑组织的供血，而心脏为了脑组织的供血也必须竭尽全力。

于是形成了这样的情形：心脏在没有其他组织帮助的情况下，例如，没有骨骼肌肉组织的有节奏地收缩和舒张的条件下，没有冠脉高度扩张的条件下，单独完成向脑组织集中供血的任务（体育运动是锻炼心脏，是养心的活动，是因为心脏有骨骼肌的挤压作用的帮助，加速了血液的回心过程，而且心脏的冠状动脉高度扩张，增加了心肌的血液供应）。而且是从下向上地把 100~200 mL 的血量急速送到脑组织。就是说，把如此容量的血液要以 100~150 cm/s 的高速度向上输送，每搏都是如此，持续到思考结束，或持续到无法继续思考的时候。心脏这样高速度、高动力的射血足以把搏出的血从手术台喷上手术室的天花板。

心脏在脑组织思考问题时所承担的力学负荷，而且只要思考在进行，这样的负荷就丝毫不能减少，每一搏都要满足大脑的需求。也就是说，脑组织思考问题时，心脏的劳累程度远远大于脑组织本身。

从中我们是否能够概括出这样的场景：脑组织在思考问题时主要依靠心脏的努力工作，最劳累的是心脏，心脏的过劳足以形成心肌组织的损伤，而脑组织在此过程中只是充分利用心脏供给的氧气对大量的信息进行加工，除去长时间的心源性缺血可以造成脑组织坏死以外，脑组织本身在工作中似乎并没有过多地受到损伤的机会。而且，一般情况下在脑组织发生坏死以前，心脏早已经开始缺血坏死了。

可能有人会说，只要大脑是神经系统的中枢，各种信息是在脑组织中完成的，只要决定人体活动的一切指令都是由大脑发出的，就应该认定脑组织是思考问题的器官，而不是心脏，心脏只是供血的器官。医学讨论问题的最终目的是人体的健康问题，是看哪个脏器可能会发生疾病，什么脏器可能有潜在的发病的可能，那么，在思考问题时最有可能发病的器官当然是心脏了，而不是脑组织。所以，"心主神明"一说只是这个复杂生理过程的简化的表述，是因果关系的高度概括。当我们头脑不清醒的时候，是考虑大脑不努力，还是考虑心脏收缩力减弱呢？答案当然是后者。

事实也是如此，在心血管疾病的专业著作中已有明确论断：60%以上的脑血管疾病的病因是心脏，虽然病变显示在脑组织，但其根源还在心脏。如果用"心主神明"来说明这一现象，就能理解为什么心肌缺血的发生概率远大于脑组织发生问题的概率；思考和（或）心理问题引发心脏异常的情况也远远大于其他原因形成的心肌缺血的概率。一般来讲，从事脑力劳动的人患冠心病的概率远大于从事体力劳动的人群，而且体力劳动的人在高度精神压力下得冠心病的概率也会明显增加。

许多事实证明，心脏在思考过程中，在形成各种心理的活动中，都充当着决定性的角色。青年人思维敏捷，善于思考，也勤于思考，是因为心脏射血力强；老年人思维迟钝，也缺少适应能力，显得"固执"，可能是因为心脏的射血力弱的原因，这些都与心脏供血的能力有关。清晨头脑清楚，思维活跃；傍晚思维容易混乱，头脑不清。也是与心脏的劳累程度和休息状态有关。

另一方面，除了大脑以外，可能还有其他脏器通过"情志"的方式干扰着脑组织的理智决定。但是可以肯定，所有脏器间的功能关系，所有其他脏器的正常活动都是以心脏供血为物质基础的。这一点虽然很难通过仪器测量、化验数据得到证明，但是我们每人都有切身的体会。大怒之后，肝区不适；大悲之后，特别是持续痛哭流涕之后，有呼吸困难的感觉；极度惊吓之后，有大小便失禁的现象，都与心脏对这些脏器的供血有关。所以，脏器的功能之一是产生相应的情绪、心情，表明各个器官对于供血的需求，即通过情绪的变化表达了脏器功能状态。而各个器官对于供血的需求都要求心脏有充分的供血能力。"心主神明"不但表明了心脏的重要作用是供血，而且还表明了心脏要与不同脏器一起共同产生各种心理、心情，用来确保各个脏器的功能。就这样，在人体内部完成了"精神变物质，物质变精神"的转化。

所有与心理、心情、心态或心境有关的问题都与心脏的健康状态有关，反过来说，这些方面的情况可能都会影响心脏的健康情况。中医所讲的七情，即"喜、怒、忧、思、悲、恐、惊"中，除"喜"字外，都用"心"字作为偏旁部首，表明我们的祖先早在远古造字的年代就已经明白心脏参与了心理状态、心情变化的管理和走向。任何人做任何事都有倾向性，有目的性，有不同的理智和感情问题在其中，它们极大地帮助人们趋利避害，这就需要调动大脑和其他脏器共同完成任务，为此心脏就要付出最大的代价。

中医理论用"心主神明"概括了心脏在思维过程中的决定性地位，这才有"心为君主之官"之说。这样看来，比起现代医学理论中只谈心脏有供血功能而言，恐怕还是"心主神明"的描述更准确，更完整，更有价值。至少我们现在可以理解"心主神明"比"脑主神明"更科学。还是中国话"用心想事"的说法更简练、更准确。

（肖长江　李姿蓉）

第十一节　心主血脉——心脏病

《素问·痿论》云"心主身之血脉"。是指心气推动和调节血液循行于脉中，周流全身的作用，发挥营养和滋润作用。

血就是血液。脉，即是脉管，又称经脉，为血之府，是血液运行的通道，心是全身血脉运行的动力。心与脉管相连，脉管为血液循行的隧道。《素问·脉要精微论》说："脉者，血之腑也"。《六节脏象论》《痿论》也分别说心"其充在血脉""心主身之血脉"。可见"心主血脉"是指心能推动血液在脉管中循行的作用，即心气的作用。《素问·平人气象论》说："心藏血脉之气"。藏之于心的这种"气"，就是推动血液循行的动力。

心主血脉的功能通过两方面来实现，一则心气行血以输送营养物质，使全身各脏腑获得充足的营养，维持其正常的功能活动，从而也促进血液的生成。二则水谷精微通过脾的转输升清作用，上输于心肺，在肺吐故纳新之后，复注于心脉化赤而变成新鲜血液。所以说："血乃中焦之汁，流溢于中以为精，奉心化赤而为血"（《侣山堂类辩》），"奉心化赤而为血"是说心也参与血液的生成。"血为心火之化，以其为心火所成……故经谓心生血，又云血属于心"（《医碥·血》）。

现代医学亦认为心脏是血液循行的动力器官，在机体的整个生命活动期间，心脏都在不停地跳动，不断地将静脉流入心脏的血液以一定的压力射入动脉血管中，推动血液循环，这与中医学的"心主血脉""诸血皆归入心"的认识有一致之处，同样深刻地说明了心脏在血液循环中的动力作用。

只有心气旺盛，才能使血液在脉道中沿着一定的方向运行不息，从而将血中的营养物质供给周身组织器官的需要。心气旺盛，血脉充盈，脉象和缓有力，节律调匀，面色红润光泽。反之，如心气不足，血液亏虚，脉道不利，则血液不畅，或血脉空虚，则见面色无华，脉象细弱无力等，甚则发生气血瘀滞，血脉受阻，而见面色灰暗，唇舌青紫，心前区憋闷和刺痛，脉象结、代、促、涩等。

（杨文丽）

第十二节 中医是最早的"双心医学"

"双心医学"是近年来比较热门的一个话题，由国内著名心脏专家、北大人民医院胡大一教授提出来的。简而言之，"双心"指的是"心脏—心理"。例如，我们在临床门诊中发现，很多心血管科患者就诊时，表现或仅有胸闷、心悸症状，病情较轻，却非常担忧罹患严重心脏病，还有的总是忧虑、恐惧原心脏病再恶化等，每每忧思竭虑，严重的悲恐交加，旧病未愈，又添新愁，出现心神不宁，心悸、心慌、失眠多梦、腹胀不适、口苦、不想吃东西等，这些就是双心医学的范围了。胡大一教授倡导的"双心健康"理念特别有助于这一类患者的治疗，关注心脏病患者的心理问题是非常重要的。

国内外很多研究发现，在心血管疾病人群中，各种精神心理障碍如焦虑、抑郁的发生率很高。例如，抑郁症临床表现为抑郁、悲伤、沮丧、哭泣、易激怒、烦躁、疲劳、失眠、注意力不集中、对事物缺乏兴趣、社会退缩行为、担心自己受到伤害，甚至严重者可能有杀人或自杀。许多高血压、冠心病等心血管疾病的患者都与不良情绪相关或被不良情绪所影响。不良情绪可以引发或加重心血管疾病，而心血管疾病的发生与发展同样会导致精神心理疾病的出现，二者共存于同一个体，这就是所谓的"双心疾病"了。"双心疾病"涵盖了三种主要表现形式：一是以心血管症状就诊，经检查后无器质性心脏病的证据，但患者心理负担很重；二是患者心血管疾病与焦虑、抑郁等精神心理障碍共病；三是由心血管疾病所造成的精神心理障碍。随着现代医学模式的转变，"社会—心理—生物医学"模式备受关注提示在预防诊治疾病时不应只考虑患者的躯体状况，重视心理健康也是十分重要的环节。

中医学虽然没有"双心疾病"的病名，但是对于心血管疾病与精神心理因素的相关性的认识早就见于历代医学典籍中。可以说，中医是最早的"双心医学"，中医的"心"究竟是什么？中医认为，除了前面讲的"心主血脉"的泵血功能，血液之所以能够在脉管中正常运行，全赖心气的推动。若"心"的气血阴阳亏虚，就会出现痰浊、瘀血、气滞等情况，发展下去就会导致胸痹心痛的发生。除了推动血液在心脏和血管运行之外，"心"还可主管人的精神、意识、情志和思维等精神活动的作用，这不就是"双心医学"嘛。所以，从某种意义上来说，中医是双心医学最早的提出者和实践者。

两千多年前的中医经典著作《黄帝内经》记载："心主血脉，心藏神""心者，君主之官，神明出焉""心者，生之本，神之变也"。在《灵枢·邪客》记载："心者，五脏六腑之大主，精神之大舍"。这些古医书所说的"精神""神明"指的就是人的精神、情志、意识、思维活动。人的精神心理活动与脏腑的生理变化有不可割舍的联系。所以中医自古就认为，既包括了心脏这个器官，更涵盖了人的思维和情志，民间俗话说得好："心病还需心药医"，这正是所谓的"双心"治疗了。人的各种情志、情绪，实际上都是由看不见的那个"心"所影响的，甚至各种负面情志，可以直接伤害人的五脏生理功能，《黄帝内经》中有言"悲哀愁忧则心动，心动则五脏六腑皆摇"，意思是情志太过，心情惆怅、多思多虑，就会伤及心脾，而脾气虚，心气不宁就会导致湿邪聚集；同时，怒气伤肝，肝脏出了问题也会导致气滞，最终结果也会造成血行不畅，是引发冠心病等各种五脏疾病的常见原因，现代医学同样证实了不良精神心理状态对机体具有重要作用。同样的道理，怒、喜、忧、思、悲、恐、惊等"七情"致病也可以伤及心脏，也就是说负面的"神明之心"，也会影响"心主血脉"功能的正常发挥。

在《景岳全书·郁证》记载："情志之郁则总由乎心，此因郁而病也"，《证治准绳》："夫心统性情，始由怵惕思虑则伤神，神伤，脏乃应而心虚矣"。隋代巢元方《诸病源候论》记载："夫思虑烦多则损心，心虚故邪乘之，邪积不去，则时害饮食，心中怫怫如满，蕴蕴而痛，是为之心痹"。由此可见，焦虑、抑郁、忧愁、思虑都是可以耗损心血，诱发或加重冠心病胸闷、心痛、惊悸、怔忡、气促等心肌缺血症状的。

当然，临床上也常见冠心病患者在心绞痛发作时，由于多种致病因素长期积累引起心脉痹阻不畅，造成"心"的阴阳气血失调，"心伤则神去"，易出现焦虑抑郁、烦躁失眠等症状，说明器质性心脏病也可以给心情带来负面拖累。这说明器质性疾病同样影响人的心态和心情，如何处理患病后的心态问题，同样重要，我们经常建议患者正确面对疾病，甚至把疾病当作朋友对待，朋友来了要开心对待，这样就更加心情愉快，反而更容易促进器质性疾病的康复。

"双心疾病"可属中医学"郁证""胸痹""心悸""怔忡"等范畴，常由焦虑、抑郁、恐惧等情志过度引起气血运行失常，致使肝气郁结、心气虚损、心脉痹阻等，表现为心慌、烦躁、气短、胸闷、胸痛、自汗、失眠等，有的患者除了上述症状，还有精神抑郁、情绪不宁等精神上的表现。近年来，中医药在改善双心疾病方面有很大优势，多使用疏肝理气、健脾和胃、活血化瘀作用的中药，如常用的加味逍遥丸、柴胡疏肝散、半夏厚朴汤、甘麦大枣汤、六君子汤等中药方剂加减化裁，常使用柴胡、香附、郁金、瓜蒌、枳壳等疏肝理气之品，效果还是不错的。尤其是中医治疗冠心病，一直都很注意兼顾"双心"，事实上，临床上因生气后不能及时排解，导致肝郁不舒，而诱发心绞痛者确实屡见不鲜，患者处理心绞痛，还表现为心悸心烦、多思善疑、善惊易恐等，也可以通过中药汤剂和情志疏导等方法来调理。只有把生理和心理变化或者"血脉"和"情志"都兼顾，才能更好地医治患者。

（肖长江　王孟可）

第二章

养心护心从每天做起，
从小到老都要养心护心

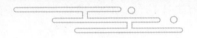

第一节　养成良好的生活习惯，
过文明健康的生活

中医一直倡导消费者饮食、起居、运动、情志的"四合理"，帮助人们养成良好的生活习惯和健康的生活方式。饭前便后洗手、打喷嚏用纸巾捂住口鼻、不随地吐痰、不吃野生动物、水果等食物要清洗干净后再吃、肉要煮熟后再吃、尽量避免生吃等。

世界卫生组织对于健康有一个基本的估算，指出："健康有 15% 取决于遗传，10% 取决于社会条件，8% 取决于医疗条件，7% 取决于自然环境，而 60% 取决于自己习惯的生活方式。"

"合理饮食、戒烟限酒、适当运动、心理平衡"被国际社会称之为"健康基石"。我还要加上"规律生活，懂得休息"。大家尽管来自不同的地域，不同的社会阶层，有不同的风俗习惯等。但是，大家对健康的追求却是一样的。过健康文明的生活方式，要从以下几个方面做起。

一、合理的膳食结构

中国营养学会根据国情，制定了膳食指南，其原则包括："食物要多样、饥饱要适当、油脂要适量、粗细要搭配、食盐要限量、甜食要少吃、饮酒要节制、三餐要合理。"

营养学家们的研究证明：早餐吃饱、吃好，对维持血糖水平是很必要的。用餐时不能挑食偏食，要加强全面营养，还要多吃水果和蔬菜，应多吃优质蛋白如豆类、坚果、藻类、菌类等。多吃新鲜水果、少油、少盐、少吃点饭，饮食不过量。

二、适当增加运动锻炼

生命在于运动，体育是"以身体为媒介，以谋求个体身心健康、全面发展为目的，并以培养完善的社会公民为终极目标的一种社会文化现象或教育过程"，具有"文明其精神，野蛮其体魄"的功效。

听音乐、跑步、做广播体操、打乒乓球、羽毛球、篮球、练踢足球、太极拳、五禽戏、八段锦等都有助于增强体质，提高对疾病的抵抗力，这是一种积极的休息。实践证明：$7+1 > 8$。在这里，7+1 表示 7 个小时的学习加上 1 个小时的体育文娱活动，8 表示 8 个小时的连续学习。也就是说，参加体育活动的 7 个小时学习比不参加体育活动的 8 个小时学习效果要好。

三、饭后散步

饭后 45 分钟至一个小时，散步 20 分钟，热量消耗最大。如果在饭后两小时再散步，效果会更好。

制订计划，严格遵守，按时起床，按时睡觉。除非万不得已，不要熬夜。将时间分成一小份，做事情时不要等到最后才做，将最重要的事情安排在自己精力最旺盛的时间段。当然，在我们的周围也不乏"猫头鹰型"的人，白天精神不好，晚上的精力却十分的充沛。我们大多数的人都是"百灵鸟型"，所以早睡早起不赖床，身体健康精神棒。

四、保证充足的睡眠

睡眠是人生活中的一个重要组成部分。人的一生有 1/3 的时间是在睡眠中度过的，好的睡眠对恢复体力、增强智慧、保证健康十分重要。没有睡眠就没有健康。因此，应保持每天 7~8 小时睡眠。

睡眠的最佳时间：午睡最好从下午一点开始，这时人体感觉已下降很容易入睡。晚上则以十点至十一点上床为佳，因为人的深睡时间在半夜十二点至次日凌晨三点，而人在睡后一个半小时就能进入深睡状态。睡眠也很重要，睡前可以出去走走路，或睡前洗澡、泡脚都有助于睡眠，睡前喝温牛奶也有利于入睡。

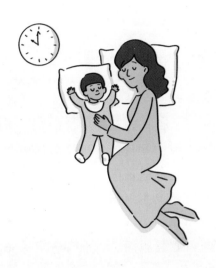

五、平和的心态

世界卫生组织认为，健康是一种躯体上、精神上和社会适应上的完好状态，而不是没有疾病和虚弱。心理平衡作用可以说超过其他一切保健作用的总和。现代医学研究表明，持续的心里紧张和心理冲突会造成精神疲劳，免疫功能下降，容易发生疾病。

要做到心理平衡，应该"以动养静"，学习、工作时专心致志，工作、学习之余，寄情于一技、一艺、一诗、一画、一花、一草，兴趣盎然，凝神定志。我们应做到多体谅别人，不过分苛求自己，经常反思，疏导自己的愤怒情绪，在助人、奉献中获取快乐。

六、远离烟、酒、槟榔

吸烟对身体有百害而无一利，这是众所周知的。吸烟是心血管疾病、慢性肺部疾病等的独立危险因素，也是多种癌症的病因，并且还严重污染环境和威胁周围不吸烟者的身体健康。适量喝酒对血液的循环有所贡献，但物极必反。世界卫生组织统计，全球因饮酒而死亡的人数超过吸毒而死的人数，酒成为仅次于香烟的第二号杀手。槟榔与口腔黏膜癌、舌癌有一定关系，也是诱发心肌梗死的原因之一，所以应该戒烟、限酒，不嚼槟榔，从而获得健康。

总之，"合理饮食、适当运动、规律生活、懂得休息、心态平衡。"是健康的基石，从现在开始，从自己开始，养成良好的生活方式，收获美好的人生。

（肖长江　鄢　磊）

第二节　注意饮食营养，防止把心脏病"吃"进去

近年来，中国心脏病年轻化趋势越来越明显。很多人外表是 30 岁左右，但体内血管也许已经 60 多岁，被心脑

血管疾病夺取生命的例子数不胜数，身体是我们最宝贵的
财富，健康问题非常重要，大家应该要引起重视！

2017年3月，《美国医学会杂志》就刊登一篇文章，数
据显示：在美国，2012年这在702 308例的心血管代谢疾病
死亡病例中，因不良饮食习惯而引发心血管代谢疾病的就
占了45.4%。这也就意味着：有将近一半的心脏病都是吃出
来。另外，在这篇文章还强调，引发心血管代谢疾病的前三
名"食物杀手"，分别是盐、加工肉类及含糖饮料。

或许有人对此表示疑惑，但事实上，中国饮食导致健康
问题已经十分严重。在2016年，《美国心脏病学协会杂志》
中，来自美国哈佛大学公共卫生学院的胡丙长教授，就曾发
表一篇文章，其数据显示，中国人的日常饮食持续恶化，红
肉、盐及糖饮料的使用量持续上升，对比于不"健康"的烹
饪方式，更激增心血管疾病发病率。三种与心血管代谢疾病
密切相关的食物是盐、加工肉类和含糖饮料。

1. 盐

盐，是不可或缺的调味品，也是吃得太多的调味品。研
究显示，高达9.5%的心血管代谢死亡与盐摄入过多相关，
在十种不良习惯中影响最大。吃盐太多，与10.4%的冠心病
死亡，21.4%的高血压性心脏病死亡，10.7%的卒中死亡相关。

2. 加工肉类

加工肉制品指经过盐腌、风干、发酵、烟熏或其他处
理、用以提升口感或延长保存时间的任何肉类，如香肠、腊

肠、火腿、培根、牛肉干等。对于50岁人群来说，每天每多吃50克加工肉类，冠心病风险会增加47%，糖尿病风险会增加65%。

3. 含糖饮料

含糖饮料除了可乐，还有很多披着羊皮的成员，如果汁饮料、运动饮料、能量维生素饮料、冰茶、酸奶等。随手拿起的一瓶饮料，含糖量就超过每天吃添加糖不超过25克的标准。

此外，还有长期过多食用油脂、主食、烟、酒、槟榔都有可能诱发心脏病，所以我们总结了一句话"减少油、盐、肉、饭、糖、烟、酒，可能活过九十九"，预防心脏病，首先从避免不良生活方式开始。

（肖长江　刘文利）

第三节　保持良好的心情

什么是心情？心情就是一个人的情绪状态。心情有两种，即好心情和坏心情。有人说，改变心情是很困难的事，这话也对也不对。心情好坏与心态有关，心态好，心情就容易好。只要学会转换想法，改变观念，心情变好就易如反掌，也就是我们平时说的换个角度思考。例如，杯子里有半杯水，有的人会说："唉，只有半杯水了。"而有的人则说：

"啊，还有半杯水呢!"这是两种截然不同的心态。前者是悲观的，后者是乐观的，前者是消极心态带来坏心情，后者是积极心态带来好心情。

积极心态能激发高昂的情绪，积极的情绪激发脑啡肽分泌，脑啡肽又帮助大脑过滤痛苦，克服阴郁、战胜恐惧、消除紧张，凝聚顽强的意志力量。这就是为什么成功者都是积极者，因为积极心态无论从生理上还是心理上都有助于成功。消极心态却是心灵的毒药，它不仅排斥财富和成功，也在不断地排斥快乐和健康，甚至会毁掉一个人的一切。积极心态是在改变消极心态的基础上发展起来的，通过改变心态来改变命运，现在已经成为可能，正如大思想家詹姆斯所说："我们这一代最伟大的发现，就是人类可以凭借改变态度而改变自己的命运。"

人与人之间的差异有多大？说到底，也就是那么一点点——积极心态与消极心态的差异。但就是这小小的差异，往往能造成人与人之间的天壤之别，导致你一生的成功与失败。人的一切都有两面性，问题在于我们自己怎样去审视，怎样去选择。面对太阳，你眼前是一片光明；背对太阳，你看到的是自己的阴影。成功是一种心态，心态又是个人的选择。

事物都有其两面性，问题就在于当事者怎样去对待它们。强者对待事物，不看消极的一面，只取积极的一面。如果摔了一跤，把手摔出血了，他会想：多亏没把胳膊摔断；

如果遭了车祸，撞折了一条腿，他会想：大难不死必有后福。强者把每一天都当作新生命的诞生而充满希望，尽管这一天有许多麻烦事等着他；强者又把每一天都当作生命的最后一天，倍加珍惜。

我们每个人的身上都隐藏着无穷的潜能，犹如一位沉睡的"巨人"，就等待我们用睿智的心语去唤醒他。谁能唤醒他，谁就能在逆境中有希望，危难时不悲伤，失败时不气馁，迷路时不彷徨；谁能唤醒他，谁就能确立远大目标，创造奇迹。

怕了一辈子鬼的人，其实一辈子也没见过鬼，恐惧的原因是自己吓唬自己。世上没有什么事能真正让人恐惧，恐惧只不过是人心中的一种无形障碍罢了。不少人碰到棘手的问题时，会习惯的设想出许多困难，这自然就产生了恐惧感，遇事你只要大着胆子去干时，就会发现事情并没有自己想象的那么可怕。

总而言之，积极的心态有助于人们克服困难，使人看到希望，保持进取的旺盛斗志。消极心态使人沮丧、失望，对生活和人生充满了抱怨，自我封闭，限制和扼杀自己的潜能。积极的心态创造人生，消极的心态消耗人生。积极的心态是成功的起点，是生命的阳光和雨露，让人的心灵成为一只翱翔的雄鹰。消极的心态是失败的源泉，是生命的慢性杀手，使人受制于自我设置的某种阴影。选择了积极的心态，就等于选择了成功的希望；选择消极的心态，就注定要走入

失败的沼泽。生活就是一面镜子，你笑，它也笑；你哭，它
也哭。

（肖长江　李　娜）

第四节　注意早期发现心脏病的警告信号

一、小儿先天性心脏病的信号

小儿先天性心脏病是指在胎儿时期心脏及大血管发育
异常而引起心脏或大血管畸形。小儿先天性心脏病在我国并
不少见，有的出生时就有症状，有的可能在成长过程中逐渐
出现症状，甚至还有身体一直很健康，但却在成人以后发现
存在心血管畸形的情况。小儿先天性心脏病重在早发现、早
治疗，那么什么信号提醒我们要警惕小儿先天性心脏病呢？
一是发现婴儿出生后抵抗力低弱，容易发生感冒、支气管炎
和肺炎等疾病，并且病后不容易恢复的时候要多注意。二是
当小儿出现哭声低微，声音沙哑，呼吸急促，吸奶无力或者
出现面色苍白，烦躁，多汗，在剧烈的活动或者哭闹后嘴唇
周围青紫等情况时要及时就医。此外，一部分患儿症状不典
型，可能仅表现为食欲不佳，生长发育不良，此时一定要引
起重视。小儿先天性心脏病早期发现、早期诊断和及时治疗
是小儿健康发育的关键。

二、一般性心脏病的信号

对于心脏病，大家首先想到的一定是心绞痛、心肌梗死等症状非常典型的情况。那么，除了我们最熟悉的胸痛胸闷的信号外，还有哪些不为我们熟知的心脏病信号呢？

1. 胸痛

胸痛是心脏病最常见也是最典型的信号，位于胸骨后，常呈压榨性或紧缩性，可以放射至左肩、左前臂，可以为一过性或者持续性，常在活动后或者情绪激动时发生。有些人胸痛表现不明显，仅表现为胸闷、气短，少数人仅表现为下牙痛、上腹痛等症状。

2. 心悸心慌

一部分心脏病患者在早期进行家务劳动或者连续爬楼时常感到心跳加快或减慢，或者出现极度的心慌，伴有濒死感，这常提示心律失常。

3. 呼吸障碍

某些心脏病患者可能表现为活动后气促，喘息，严重时在休息状态也可发作。或者在夜间休息时突然呼吸憋闷而被迫清醒，必须端坐体位才能缓解，以上信号常提示心脏功能下降。

4. 咳嗽

心脏病早期还可表现为原因不明的持续性咳嗽或者哮

喘，部分患者咳嗽时可咳出粉红色泡沫痰，提示可能存在急性左心衰竭或者左心功能不全的情况。

5. 水肿

心脏病患者容易出现双下肢水肿，早期常发生于足背、足踝关节处，随着病情发展可能扩散至双下肢，甚至腰部以下均出现水肿的情况，这是心功能不全引起体循环淤血的表现之一。

6. 疲劳无力

部分心脏病患者尤其是女性患者在心脏病早期容易表现为疲倦，全身乏力，精神萎靡，因其表现常与其他因素混淆而易被忽略。这可能提示心脏功能下降，应及早就诊，排查病因。

7. 头晕黑蒙

心脏病可引起动脉供血减少或中断，容易出现低血压、缺氧、暂时性脑缺血从而表现为头晕、眼前黑蒙，甚至站立欲扑倒的情况。

8. 皮肤指（趾）甲颜色改变

心脏病患者常可见到口唇、鼻尖、耳垂、指（趾）甲等部位颜色发紫等缺氧表现，这是因为心脏收缩能力减退引起供血供氧不足，为了保护人体重要脏器，血液优先供应给心脑肾等器官，手足四肢皮肤毛细血管收缩，血流减少。

三、来自"心脏"的"黄牌警告"

如果将心血管健康事件以球场红黄牌形容，红牌必定是"猝死"。而与体育事件不同的是球场红牌可直接罚出，而心血管"猝死"红牌亮出前，一定会有"黄牌警告"，那么，来自"心脏"的"黄牌警告"究竟有哪些？

第一张"黄牌"即是心脏病的临床表现。在出现心慌、胸闷胸痛、呼吸困难、头晕、运动耐量减少、晕厥（活动后或活动中）等情况时应立即予以重视，其中心慌、胸闷痛最为常见，而心源性晕厥则最为危险，其1年内猝死发生率达20%~40%，因此必须及早详细评估病情，针对病因给予治疗。

第二张"黄牌"需注意疾病风险因素。目前明确的心血管疾病高危因素有高血压、糖尿病、血脂异常、吸烟、超重与肥胖、不合理膳食、身体活动量不足、不健康心理状态。如果集多种危险因素于一体，那么发生心脏病及猝死的概率将会成倍增加。

第三张"黄牌"应注意体检结果及家族病史。如有在常规体检中出现心电图检查和（或）心脏超声检查结果异常，如ST-T改变、T波倒置或者心房心室异常增大、心肌增厚、心脏瓣膜开关异常等，应及时就诊；如若存在心脏病家族病史（近亲中有男性在50岁之前或女性在60岁之前确诊为心

脏病)，那么发生"猝死红牌"的概率将会大大增加。

在实际中，真正不明原因的"倒地猝死"或"突发心脏病离世"并不常见，更多的时候由心脏发出的"黄牌警告"被我们所忽视，清楚身体提示的"黄牌"并早期谨慎对待，才能避免被"红牌"出局。

四、从耳垂皱褶中发现心脏病

耳垂褶皱是指起于耳屏间，止于耳垂边缘，成 45° 角，且长度大于耳垂 1/3 的斜形褶皱，可见于耳垂的单侧或双侧。国外流行病学研究发现耳垂皱褶和冠心病之间存在一定相关性，英国著名医学期刊《柳叶刀》有文章也提到心脏或心血管功能不好的人，长期缺氧会使结缔组织萎缩，其中耳垂最明显，会出现斜切折痕，缺氧越严重，折痕越深。因此对于老年人来说，耳褶心征（耳垂有皱褶）有一定的提示价值。但耳垂皱褶的影响因素较多，且存在个体差异。衰老、肥胖、睡觉姿势及局部皮肤老化、炎症、水肿、胶原降解甚至耳部软骨手术、先天遗传等都可以影响耳垂皱褶的形成。因此，在发现耳垂皱褶时应注意鉴别，及时行心电图或者心脏超声检查以明确心脏情况。

五、心脏病变的体表反应

绝大部分心脏病患者都是先出现症状而就医，心脏病变的体征多在疾病后期或末期出现。哪些体表反应可以帮助我们诊断心脏病变呢?

1. 脉搏改变

患者如果出现脉搏跳动的改变,如吸气时脉搏减弱或消失,可能提示心脏的压塞、慢性肺部疾病、大块肺栓塞等器质性心脏病。如果在同一单位时间内,脉率小于心率,称为短绌脉,提示心房颤动。

2. 心脏搏动异常

通过望诊及触摸可以观察心前区的搏动感从而判断是否存在器质性心脏病,对于心肌肥厚的患者,可以出现心尖冲动部位的持久、不弥散,搏动强度较正常人明显增加。

3. 心音异常

听诊时判断心音的情况,如心音异常,心音分裂或者出现第四心音,都提示可能存在器质性心脏病。

4. 心脏杂音

瓣膜狭窄或关闭不全时可以在相应部位闻及收缩期及舒张期的杂音,病变严重时,不借助听诊器亦可闻及。

5. 发绀

心脏病患者长期缺血缺氧,口唇、指(趾)甲甲床可见发绀。

6. 下肢浮肿

心源性水肿以低垂部凹陷性水肿为主,多见于下肢,按压水肿部位,手指松开后按压部位呈一凹陷,常不能立即恢复。

六、脱发是有心脏病吗？

身体上的任何变化都有可能是疾病的征兆。你有没有想过脱发秃头可能不仅仅是肾虚的问题，而有可能是心血管疾病的征兆呢？有研究表明脱发可能与冠状动脉心脏疾病风险增加相关。注意的是风险只与男性型秃发（在头顶部或背部开始的，俗称秃头）相关，而不是发际线后退的脱发，这是因为二氢睾酮过度分泌的雄性秃头会增加心血管疾病的风险。国外相关研究表明年轻雄性秃发罹患心血管疾病的风险比健康人群高出三成，此外 M 形秃与圆形秃相比，圆形秃（地中海秃顶）和心血管疾病关系更为密切，因此存在脱发秃顶的年轻男性更应注重生活习惯的改善，戒烟限酒、避免熬夜。罗马不是一天建成的，通过观察三千烦恼丝也可帮助我们及早预防心血管疾病。

七、腿部浮肿、疼痛是心脏病吗？

心脏病患者由于心脏功能下降，射血分数减少，身体的血液循环不能有效完成，由于重力作用，液体会潴留于下肢，出现下肢浮肿，此时还常伴有其他一些心衰症状，如尿频、尿量减少、体重增加、夜间咳、端坐呼吸、夜间阵发性呼吸困难、活动耐量减退等，这种水肿也称为"心源性水肿"。它首先出现于下肢，尤其是踝部，随着病情发展逐渐发展到全身。当然作为日常生活中的常见症状，引起腿部浮肿的原因很多，除心脏病以外，肾脏病、肝脏病、内分泌病等都可引起腿部的浮肿，此外下肢静脉曲张、静脉血栓、药物性水肿如钙离子拮抗剂等也能引起腿部浮肿。因此出现腿部浮肿、疼痛的症状后，必须通过检查明确是心脏、肝脏还是肾脏、下肢静脉的问题，还是药物因素所导致，必须明确病因，不能以偏概全。

（兰姗姗　王紫薇）

第五节　积极防治伤害心脏的高血压、高血脂、高血糖

一、高血压对心脏的危害

长期高血压会对心脏带来负面影响，大家都知道高血压病不好，会导致严重的血管疾病，但是凭什么就说高血压病会导致这些疾病呢？虽然血压高了，但是血管就不能适应一下吗？答案是，虽然血管弹性是很高的，血管也尝试去适应了高血压的环境，但是毕竟血管就是血管，还是不会长期适应这种高血压的状态，就是说早期血管可能没有任何病理改变。可正是因为血压的波动，血管在长期的受压条件下逐渐

出现了问题，导致了心脏、血管疾病的出现，正是因为血管内皮出现了损害，导致了高血压病所出现的严重的并发症，严重者导致心衰，可以说70%的心衰是高血压造成的。总结起来，高血压对心脏的危害有以下方面：

1. 影响心脏的泵送能力

当血压升高时，心脏泵血的阻力增加，随着时间的推移，很容易造成左心室扩大，进而使得患者心力衰竭，心力衰竭是高血压常见的并发症，治疗不及时会严重威胁患者的生命健康安全。

2. 形成动脉粥样硬化

血压升高会促进动脉粥样硬化的形成，尤其是冠状动脉粥样硬化。

3. 容易引发冠心病

在对冠心病的临床研究和统计中发现其发病率和死亡率随着血压的升高而增加。常年性高血压和血压控制不佳的患者最易患冠心病，这是因为长期血管压力升高，导致患者血管内皮细胞被破坏，形成血栓。血栓形成和心脏血管狭窄都会产生冠心病。

4. 引发高血压性心脏病

高血压病长期控制不良会引起心脏结构和功能的改变，称为高血压性心脏病，主要包括早期左室舒张功能不全、左心室肥厚、心肌收缩功能障碍，逐渐发展最终也会导致心力衰竭。

5. 可能会引发相关的心律失常如心房颤动、室性早搏等并发症

减肥对于缓解血压升高是非常有效的，在这里我们建议患有高血压和肥胖的人，平时一定要注意自己的体重，为自己制订一些合理的减肥计划，多做体重调节活动，可以减少血压升高对心脏的危害，减少高血压并发症的发生，同时减轻血压升高对心脏造成的负担，保护个人身体健康。

二、高血脂对心脏的危害

高血脂是一种比较常见的疾病，包括高胆固醇血症、高甘油三酯血症、高低密度脂蛋白胆固醇及载脂蛋白升高。由于现在生活水平已经有了质的提高，但是因为很多人饮食不得当，导致患有了高血脂疾病，那么具体来说高血脂对心脏、血管和人体的健康影响有多大呢？

（1）高脂血症往往会悄悄发生，轻者导致患者出现头晕、心慌等不适的症状，而这种疾病对心脏和全身血管健康影响也特别严重，甚至可能引起冠心病，出现胸闷、胸痛等症状，严重的可能导致心肌梗死。

（2）高血脂也会使得人体形成大量的自由基，自由基会损害人体的细胞，如果血液当中有沉积的话，那么就会增加好氧量，并通过氧化作用，形成氧化的自由基，侵害人体的细胞，使细胞衰老死亡。

（3）高血脂比较严重的时候，人们会出现气短心慌，不能说话等表现，最终会导致冠心病，脑中风等疾病。

（4）因为高血脂对身体的损害是特别隐秘的，并且是全身性的。很多人在体检的时候才发现了异常，血液中过多的脂质沉积在血管壁，这样就有可能引起动脉硬化。

（5）高血脂引起眼底毛细血管阻塞，也可能导致人们视力受到损害或者失明，肾脏毛细血管堵塞会导致肾功能衰竭，血脂长期升高，也有可能引起肝炎。

（6）高血脂还可能会导致脂肪肝，引起肝功能损伤，加快导致人体更快地衰老。

三、高血糖对心脏的危害

生活条件的变好，带来的负面影响也是十分大的，因为人们不再是营养不良，相反，是营养过剩，导致的危害也是十分大的，人们也称之为"富人病"。血糖升高便是其中的疾病之一，血糖高对其他脏器带来的危害也是很大的。我国目前有 1.3 亿人患有糖尿病，潜在的糖尿病患者还有上亿人，那么血糖高能够引起心脏病吗？

血糖高会带来糖尿病，如果糖尿病控制不良，会导致冠状动脉粥样硬化、斑块形成，称为冠状动脉粥样硬化性心脏病，简称冠心病，严重时发生心肌梗死。另外，糖尿病还会引起心肌的损伤，称为糖尿病性心肌病。现在很多专家都建议把糖尿病归类于心脏病范围，因患有糖尿病的人发病率比没有糖尿病的人高很多，所以应该积极控制血糖，才能减少引起的心脏问题。

血糖高能够引起心脏病，就应该及时控制好自己得血糖情况，一旦发生升高的状况，就应该及时去医院检查，降低心脏病的发生概率。

（肖长江　唐华星）

第六节　定期做健康体检

国外经验已经证明健康生活与早期筛查能够大大降低心血管疾病的发生概率。作为心血管疾病高发大国的中国，公众对心血管疾病的知晓率仅有 1/16，目前仍存在许多潜在患者未能接受专科检查，未能知晓病情的情况，因此，高危人群专科健康体检对于发现隐患具有重要意义。哪些人有必要定期行健康体检？首先从年龄考虑，50 岁以上是心血管疾病高发期，此外女性绝经期后因体内激素内分泌水平等的变化，也是心血管疾病的高发阶段。其次是存在心血管疾病高危因素的人群，如长期吸烟酗酒、作息不规律、高血压、高血脂、糖尿病、超重或肥胖及有时出现心脏不适症状的年轻人，也需要定期行心脏健康体检。

心脏健康体检分为基础体检项目及专科项目。基础体检项目如血液生化检查，包括凝血功能、血糖、血脂、心肌酶等，常规心电图排查心电活动情况，动脉血管超声检查排查动脉内壁光滑程度以及粥样斑块情况。专科体检项目包括心脏彩超以及24小时动态心电图、24小时动态血压等，此外，还可以通过冠脉造影直观了解冠状动脉血管的走行、数量及畸形，评价冠状动脉病变的有无、严重程度和病变范围，评价冠脉功能性的改变，甚至可以兼顾左心功能的评价。

（夏相宜　王紫薇）

第七节　童年时期怎样养心护心

童年时期的养心护心只是从小孩着手吗？这样想你就错了。儿童青少年最常见的心脏病变以先天性心脏病为主，指的是胎儿期心脏及大血管的发育异常引起的畸形。可以是单纯的心房、心室、瓣膜、血管的畸形，也可以是合并多种畸形的病变，如法洛四联症。以先心病为例，我们来谈谈儿童应该如何养心护心。

先心病病因目前虽尚不明确，但受到公认的是先天性心脏病可由环境因素和遗传因素或两者共同作用引起。在其预防、治疗及病后护理中应注意以下几点：

一、先心病怎么预防？

1. 孕期保健

为了预防先天性心脏病的发生，母亲妊娠期特别是妊娠早期应注意积极预防风疹、流行性感冒、腮腺炎等病毒感染，此外，需注意避免接触放射线及有害物质。如若不慎染病，应在医生指导下用药，避免服用对胎儿发育有影响的药物，如抗癌药、甲糖宁等。存在原发病的情况下应积极治疗原发病，如糖尿病等。孕期注意膳食合理，避免营养缺乏，防止胎儿周围局部的机械性压迫。预防先心病发病，需避免与发病有关的一切因素。

2. 避免接触宠物

宠物身上携带有细菌及微生物，孕期期间接触宠物有可能发生细菌或微生物感染从而造成胎儿发育异常导致先天性心脏病发生。

3. 婚检

先心病是一种多基因遗传病，在儿童中的发病率大约为4‰~8‰，可谓常见的先天性疾病。随着医学水平的提高，先天性心脏病患儿经过手术治疗与正常人并无太大区别。但是，所有曾患有先天性心脏病的人在自己做父母时，都希望生育一个健康的孩子，最好的办法就是在婚前去医院进行婚前检查及遗传咨询。

二、先心病怎么治疗？

1. 治疗时间

先天性心脏病的最佳治疗时间取决于多种因素影响，其中先天畸形的复杂度、患儿基础情况、发育情况及营养状态。简单的先天性心脏病患儿，建议选择 1~5 间完成手术，因为年龄太小，体重偏低，全身发育及营养状态较差，手术风险将会增加。年龄太大，心脏受疾病影响会代偿性增大，有的甚至会出现肺动脉压力增高，手术难度提高，术后恢复时间变长。对于合并肺动脉高压、先天畸形严重且影响生长发育或畸形威胁患儿生命、复杂畸形需分期手术者则应越早手术越好，不受年龄限制。

2. 治疗方式

先天性心脏病治疗方法有两种：手术治疗及介入治疗。

手术治疗为先心病的主要治疗方式，适用于各种简单先天性心脏病（如室间隔缺损、房间隔缺损、动脉导管未闭等）以及复杂先天性心脏病（如合并肺动脉高压的先心病、法洛四联症以及其他有发绀现象的心脏病）。

介入治疗是一种新型治疗方法，主要适用于动脉导管未闭、房间隔缺损及部分室间隔缺损不合并其他需手术矫正的畸形患儿。

手术治疗与介入治疗相比较，适用范围更广，能根治各种简单、复杂先天性心脏病，但创伤面积较大，术后恢复时间较长，少数患者可能在术后出现心律失常、胸腔积液、心腔积液、伤口感染等并发症，此外还会遗留手术瘢痕影响美观。而介入治疗适用范围较窄，价格偏高，但无明显创伤，术后恢复快，无手术瘢痕。

（王紫薇　袁如浩）

第八节　青年时期怎样养心护心

目前危害青年人心脏健康的一大"杀手"正是风湿性心脏病。因大多数人症状并不典型，常将其发作时出现发热、乏力误当作感冒治疗从而贻误治疗时机。在起病早期，大部分患者并不知晓病情，直至后期病情进展，心脏损害严重时才发觉病情。因此，提高警惕，学会如何养护心脏，积极预防应对风心病是非常重要的。

一、提高警惕，早期预防

1. 病因预防

风湿性心脏病的病因主要为风湿热，因此积极预防风湿热对预防风湿性心脏病具有重要意义。生活中应避免受冷、潮湿、劳累、饥饿，改善工作、生产环境，降低劳动强度，加强身体锻炼，增强机体抵抗力，按时饮食，增强机体营养，增强抵抗疾病的力量。积极治疗感冒、扁桃体炎、咽喉炎、中耳炎、猩红热、上呼吸道感染等原发疾病，避免强体力劳动，以免加重病情。

2. 积极治疗及预防感染

长期反复发作风湿热者可注射长效青霉素氨苄西林以预防链球菌感染。青霉素过敏者或不愿肌注青霉素者可使用红霉素、罗红霉素、林可霉素或喹诺酮类药物等。最少不短于5年，最好持续至25岁。有风湿性心脏病患者，预防期最少10年或至40岁，甚至终身预防。

3. 育前体检

患有风湿性心脏病的年轻人在生育方面也受到一定的限制，有风湿性心脏病的女性若心功能达不到正常水平则不宜怀孕，最好在治愈后再生育。

二、病后恢复，家庭养护

（1）注意休息，恢复精力及体力。病情稳定时可适当活动，但应避免重体力劳动，以免增加心脏负荷。如有伴有心功能不全或风湿活动期时需绝对卧床休息。

（2）保持情绪平和，避免不良刺激。

（3）病后应预防呼吸道感染，室内保持良好通风及适宜温度，防止因呼吸道感染引起风湿活动从而加重病情。应注意监测体温，若有发热，提示存在感染或风湿活动。风湿活动时脉搏增快与体温增高不成比例，应及时进行检查和治疗。

（4）若出现呼吸困难或夜间阵发性呼吸困难，是左心衰竭的早期表现，采取半卧位、双腿下垂，以达到减少回心血量从而减轻肺水肿，改善症状。若出现双下肢水肿提示右心衰竭，应及时记录 24 小时液体出入量，记录体重，并注意皮肤护理、勤翻身，防止褥疮。

三、饮食调摄

1. 低脂低盐饮食

高脂肪饮食不利于消化，会增加心脏负担，或诱发心律失常等，所以风湿性心脏病患者的饮食尽量要选择低脂肪的食物。风湿性心脏病易发生水肿，因而必须限制食盐的摄入量，防止因水肿加重而增加心脏负担，一般来说，风湿性心脏病患者每天食盐的摄入量在 1~5 克较为合适。同时应少吃含钠丰富的食品如香蕉等。

2. 减少水量摄入

大量的饮水或茶、汤、果汁，或其他饮料等，会迅速增加血容量，进而增加心脏负荷。因此摄水不应过量，一次 < 500 毫升，少量多次，间隔延长。

（王紫薇　欧　严）

第九节　中老年时期怎样养心护心

对于中老年人来说，冠心病是最常见的心血管疾病之一，每每发病常给患者带来心痛、心力交瘁的感受。对待中老年人冠心病，应注重治疗与防护并重。

一、冠心病早期预防

1. 危险因素早改变

冠心病的发生受众多危险因素的影响，如高血压、高血脂、高血糖、吸烟酗酒、作息不规律、超重与肥胖、不健康的心理状态等，冠心病早期预防应注重改善生活方式，戒烟限酒，调整饮食结构，控制体重，降压调脂稳斑，控制血糖，适当锻炼，保持心情舒畅，积极消除危险因素，防患于未然。

2. 提高治疗依从性

在疾病治疗过程中，患者依从性尤为重要。服用药物保守治疗的冠心病患者，应严格按照医嘱用药，不可擅自更改或停用药物，切忌因"别人说"或"说明书上写"有不良反应而擅自停药，应在询问医师或就诊后调整药物。

二、冠心病中西医治疗

1.冠心病西医治疗

药物保守治疗：冠心病患者治疗主要以改善冠脉血供、改善症状以及预防心肌梗死和死亡，改善长期预后为主。改善缺血症状的药物主要有 β 受体阻滞剂（如倍他乐克等）、硝酸酯类（如单硝酸异山梨酯等）、钙通道阻滞剂（如维拉帕米、硝苯地平等）；改善长期预后的药物有抗血小板聚集药物（如阿司匹林、氯吡格雷等）、降低低密度脂蛋白胆固醇药物（如阿托伐他汀钙、依折麦布等）、血管紧张素受体阻滞剂（卡托普利、依那普利等）。

血管重建治疗：近年来对着医学技术的发展，心脏血管重建治疗在我国普及率得到极大的提高。其中心脏支架植入术、冠状动脉搭桥术技术已十分成熟，在降低急性心肌梗死死亡率上发挥了重要作用。

除以上两种治疗方法，急性心肌梗死的患者根据实际情况还可以采取溶栓治疗。

2.冠心病中医药治疗

中药方剂：冠心病的中医药治疗注重辨证取方，同病异治，证异治异，多用芳香温通、理气活血及益气活血、化瘀止痛等药物，代表方剂为瓜蒌薤白半夏汤、桃红四物汤、血府逐瘀汤等。冠心病心绞痛发作期或心肌梗死疼痛剧烈时，可用中成药制剂如麝香通心滴丸、速效救心丸、复方丹参滴丸等。

中医特色治疗：中医特色治疗运用中医腧穴、经络等学说特点，直接作用于人体特定经络腧穴，激发经络气血从而达到调和阴阳、活血通络等效用，如针刺、灸法、推拿、穴位贴敷、放血及拔罐疗法、耳穴压豆等。

（王紫薇　胡　来）

第十节　心脏病患者怎样养心护心

天气热的时候，没有可以帮助消热的工具（风扇或者是空调），都会调侃说"心静自然凉"。心静不一定能把温度降下去，但是"心静则却可以神自安"。中医认为，心静可以抵制怒气，可以消除烦恼，可以祛除燥热，也可以让自己的意志坚定，神色安定，这就是用"静"来养心的道理，以静养心是关键。《黄帝内经》中的"静则神藏，躁则消亡"，也提倡静以养心。

如果一个人，每天都思绪万千，烦恼不已，整天心神不宁，哪里会有不生病的道理？特别是现代化的城市里，快节奏的生活，激烈的竞争，紧张的工作，加上待业、就业、下岗等因素，更会使人烦躁不安，焦虑，压力大等，失眠、神经衰弱、容易疲劳等一些慢性疾病，都会蜂拥而来。所以，学会"静中养生""闹中寻静"的方法，是养心的关键。下面介绍一些其他养心护心方法：

（1）戒除烟酒及其他对心脏有害的嗜好。

（2）注意饮食情况，脂肪、糖类、蛋白质、维生素等营养素要搭配好，做到均衡饮食。保持身体的正常体重范围超重的话应该减肥。

（3）避免感冒等细菌和病毒的感染。特别是孕妇在怀孕最初三个月，应避免感冒、风疹等病毒感染。儿童和青少年也要避免感冒和其他呼吸道感染，病毒感染没有特效药物，但是适当的休息和对症治疗可以帮助康复，也可以避免和减轻心肌的损害。

（4）积极治疗已经患上的心脏疾病。如高血压，通过控制高血压的病情，可以避免发生心、脑、肾等器官衰竭。先天性心脏病患者选择适当的时机进行手术，可以痊愈。

（5）积极参加体育活动。每天3次，每次20分钟左右的有氧运动，可以让心脏得到锻炼。经常运动的人抵抗能力能增强，对于心脏的储备能力也有明显增加。运动还可以保持身体的正常体重，减轻心脏负担，还能获得健康愉快的感受。

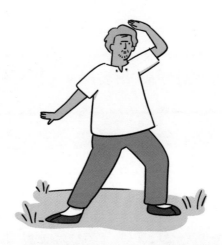

（6）保持心理健康也很重要。心理保持平衡，也有助于心脏的养护。容易生气或是无端的敌意会导致增加冠心病的发生率。

无论是静心，还是心脏养护，日常生活中都可以做得到，关键要坚持。《黄帝内经》提到："心者，五脏六腑之大主也，主明则下安，主不明，则十二官危……戒之，戒之，以此养生则寿。"这句养生原则，充分的说明养心、护心在养生中的重要性。

（肖长江　夏相宜）

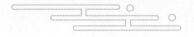

第三章

中医"心"病有哪些

第一节　眩晕与高血压

　　眩晕是在临床中常见的一种症状。很多疾病都可以导致眩晕。对于眩晕的认识，中医和西医还是有一定的差别，这是由中、西医理论不同所致。中医所说的"眩晕"泛指一切西医学中临床表现以眩晕为主要症状的疾病，这些疾病其中就包括了高血压、低血压、美尼尔氏综合征、低血糖、脑动脉硬化等。

一、什么是眩晕呢？

　　对于眩晕的定义，中、西医对其临床症状描述差不多一致，只是在成因上由于理论体系不同，所以表述完全不一样，而中医的眩晕定义的内涵外延更为广阔。

　　西医认为：眩晕（vertigo）是患者感觉自身或周围物体旋转、摇动、倾斜或升降的一种主观感觉障碍，常伴有站立和走路不稳、眼球震颤等，但一般无意识障碍。部分患者还可伴恶心、呕吐、全身大汗和面色苍白等迷走神经刺激症状。可由耳部疾病、眼部疾病、脑部疾病、肿瘤或外伤等原因引起。

　　中医认为：由于风、火、痰、瘀、虚引起清窍失养，临床上以头晕、眼花为主症的一类病证称为眩晕。眩即眼花，晕是头晕，两者常同时并见，故统称为眩晕。其轻者闭目可止，重者如坐车船，旋转不定，不能站立，或伴有恶心、呕吐、汗出、面色苍白等症状，严重者可突然晕倒。

从定义可以看出，西医把眩晕的成因归到了某个疾病，如可由耳部疾病、眼部疾病、脑部疾病、肿瘤或外伤等原因引起。而中医把所有以"眩晕"为主症的疾病的成因归纳为"风、火、痰、瘀、虚"。

二、中医对眩晕的认识

1. 历代医家对眩晕的认识

《素问·至真要大论》认为："诸风掉眩，皆属于肝"，指出了眩晕与肝脏关系密切，《灵枢·卫气》认为："上虚则眩"，《灵枢·口问》之"上气不足"，《灵枢·海论》之"髓海不足"而引起眩晕者，均属阴虚致眩。汉代张仲景认为，痰饮是眩晕发病的原因之一，到元代朱丹溪倡导："无痰不作眩"。徐春甫《古今医统·眩晕宜审三虚》认为："肥人眩运，气虚有痰；瘦人眩运，血虚有火；伤寒吐下后，必是阳虚。"

2. 眩晕的病因病机

（1）肝阳上亢：素体阴虚，肝阳上亢，发为眩晕；或因长期忧郁恼怒，气郁化火，使肝阴暗耗，风阳升动，上扰清空，发为眩晕；或肾阴素亏，肝失所养，以致肝阴不足，肝阳上亢发为眩晕。

（2）气血亏虚：久病不愈，耗伤气血，或失血之后，虚而不复，或脾胃虚弱，不能健运水谷，生化气血，以致气血两虚，气虚则清阳不展，血虚则脑失所养，皆能发生眩晕。

（3）肾精不足：肾为先天之本，藏精生髓，若先天不足，肾阴不充，或老年肾亏，或久病伤肾，或房劳过度，导致肾精亏耗，不能生髓，脑为髓之海，髓海不足，上下俱虚，发生眩晕。

（4）痰湿中阻：嗜食肥甘，饥饱劳倦，伤于脾胃，健运失司，以致水谷不化精微，聚湿生痰，痰湿中阻则清阳不升，浊阴不降，引起眩晕。

导致眩晕的主要原因是风、火、痰、虚、瘀。病位在清窍。由脑髓空虚，清窍失养；或痰火上逆，扰动清窍所致，与肝、脾、肾三脏关系密切。眩晕的病性以虚者居多，如肝肾阴虚，肝风内动；气血亏虚，清窍失养；肾精亏虚，脑髓失充。眩晕的实证多由痰浊阻遏，升降失常，或者是痰火气逆，上犯清窍所致。在眩晕病的发展过程中，各种病因病机可以互相转化，相互影响，形成虚实夹杂，或阴损及阳，阴阳两虚，或者是肝风痰火上蒙清窍，阻滞经络，而形成中风，或突发气急逆乱，清窍暂闭或失养，而引起晕厥。

3. 高血压所致的眩晕中医病因病机

中医认为，不论西医是何种疾病，只要临床中是以"眩晕"为主症者，中医都是诊断为眩晕。高血压以眩晕为主要临床表现的患者的中医诊断也不例外，病因病机也是四诊合参，辨证论治。只是高血压所致眩晕的病因病机以肝阳上亢、痰湿中阻、肾精不足多见。临床中实证多见，亦多虚实夹杂者，以肝肾阴虚，肝阳上亢多见。

三、眩晕的治疗

1. 西医治疗

西医对于眩晕的治疗一定是要诊断明确的。明确眩晕是由于何种疾病导致，然后针对原发病进行治疗。

因为眩晕的情况较为复杂，医生会根据患者的具体情况来选择合适的治疗方案。根据病情轻重及疾病原因可选择药物治疗，前庭功能训练，较严重者可选择手术治疗，包括前庭神经切断术、迷路切除术、外淋巴瘘修补术等，如果是高血压所致，首先要将患者血压控制好。

2. 中医治疗

眩晕的治疗原则主要是虚补实泻，调整阴阳。虚者以精气虚居多，精虚者填精生髓，滋补肾阴；气血虚者宜益气养血，调补脾肾。实证，以痰火常见，痰湿中阻者宜燥湿祛痰；肝火偏甚者，则当清肝泻火。肝阳上亢，化火生风者，则以清镇潜降。本病发生，以阴虚阳亢者居多，治疗当以清火滋阴潜阳。

常用方剂：

（1）风阳上扰证：宜平肝潜阳，滋养肝肾，方用天麻钩藤饮。

（2）肝火上炎证：宜清肝泻火，清利湿热，方用龙胆泻肝汤。

（3）痰浊上蒙证：宜燥湿祛痰，健脾和胃，方用半夏白术天麻汤。

（4）气血亏虚证：宜补养气血，健运脾胃，方用归脾汤。

（5）肝肾阴虚证：宜滋养肝肾，养阴填精，方用左归丸。

（6）瘀血阻窍证：宜祛瘀生新，通窍活络，方用通窍活血汤。

四、预后

眩晕的预后与原发病的性质、病程长短及治疗等因素有关。一般来说，病程较短、治疗及时者预后更好。但是尿毒症、脑肿瘤等所致的眩晕，预后较差。高血压所致的眩晕一般预后良好。如果引起眩晕的原发病治疗不彻底，眩晕可能再次发作。

五、日常护理

1. 一般护理

平时应避免眩晕发作的诱发因素，合理饮食，遵医嘱规律用药。眩晕发作时应卧床休息，防止倒地发生意外。眩晕恢复后，患者仍不宜从事高空作业，避免游泳、观水、乘船及做各种旋转度大的动作。病情许可时可适当进行室外活动，如散步、打太极等，提高心肺功能，改善血液循环，增加食欲，利于全身功能的恢复。平常生活中，坐起或站立的动作不要过快，尤其是老年人更应多加注意，必要时可借助拐杖以保持平衡。

2. 心理护理

（1）对眩晕较重、心烦易怒、焦虑的患者，家属要及时给予患者安慰和关心，缓解不良情绪。

（2）经常眩晕的患者也可能存在一定的恐惧心理，可与医生进行交流，了解相关医学知识，增强战胜疾病的信心，积极配合治疗。

（李　志）

第二节　胸痹与冠心病心绞痛

中医病名"胸痹"包括冠心病及其他胸部痹痛为主的疾病，最常见的还是冠心病。冠心病是什么病呢？从临床上的角度来看，冠心病是一种因为冠状动脉器质性阻塞或者是狭窄所引起的心肌缺血缺氧或者是心肌坏死的心脏病，也被称为缺血性心脏病。冠状动脉狭窄是由脂肪物质通过血管内壁堆积起来所引起的，这也被称为动脉硬化。一旦动脉硬化发展到比较严重的程度，冠状动脉狭窄一定会慢慢加重，并且限制进入心肌的流血量，从而发生心绞痛。

我国目前心血管疾病占居民疾病死亡构成的 40% 以上，为我国居民的首位死因，该病多发于中老年人群，男性多于女性，以脑力劳动者居多，冠心病发病率一般以心肌梗死发病率为代表，有明显的地区和性别差异，急性心肌梗死死亡率随年龄的增加而增加，40 岁开始显著上升。

一、冠心病的症状

1. 心绞痛型

表现为胸骨后的压榨感、闷胀感，伴随明显的焦虑，持续 3~5 分钟，常发散到左侧臂部、肩部、下颌、咽喉部、背部，也可放射到右臂。有时可累及这些部位而不影响胸骨后区。用力、情绪激动、受寒、饱餐等增加心肌耗氧情况下发作的称为劳力性心绞痛，休息和含化硝酸甘油能够缓解。有时候心绞痛不典型，可表现为气紧、晕厥、虚弱、嗳气，尤其老年人易发生。根据发作的频率和严重程度分为稳定型和不稳定型心绞痛。稳定型心绞痛指的是发作 1 个月以上的劳力性心绞痛，其发作部位、频率、严重程度、持续时间、诱使发作的劳力大小，能缓解疼痛的硝酸甘油用量基本稳定。不稳定型心绞痛指的使原来的稳定型心绞痛发作频率、持续时间、严重程度增加，或者新发作的劳力性心绞痛（发生 1 个月以内），或静息时发作的心绞痛。不稳定性心绞痛是急性心肌梗死的前兆，所以一旦发现应立即到医院就诊。

2. 心肌梗死型

梗死发生前一周左右常有前驱症状，如静息和轻微体力活动时发作的心绞痛，伴有明显的不适和疲惫。梗死时表现为持续性剧烈压迫感、闷塞感，甚至刀割样疼痛，位于胸骨后，常波及整个前胸，以左侧为重。部分患者可沿左臂尺侧向下放射，引起左侧腕部，手掌和手指麻刺感，部分患者可放射至上肢、肩部、颈部、下颌，以左侧为主。疼痛部位与以前心绞痛部位一致，但持续更久，疼痛更重，休息和含化硝酸甘油都不能缓解。有时候表现为上腹部疼痛，容易与腹部疾病混淆。伴有低热、烦躁不安、多汗和冷汗、恶心、呕吐、心悸、头晕、极度乏力、呼吸困难、濒死感，持续30分钟以上，常达数小时。发现这种情况应立即就诊。

3. 无症状性心肌缺血型

又叫无痛性心肌缺血或隐匿性心肌缺血，指确有心肌缺血的客观证据（心电活动、左室功能、心肌血流灌注及心肌代谢等异常），但缺乏胸痛或与心肌缺血相关的主观症状。

4. 缺血性心肌病型

指由于长期心肌缺血导致心肌局限性或弥漫性纤维化，从而产生心脏收缩和（或）舒张功能受损，引起心脏扩大或僵硬、充血性心力衰竭、心律失常等一系列有临床表现的临床综合征。

5. 猝死型

目前认为，该病患者心脏骤停的发生是在冠状动脉粥样硬化的基础上，发生冠状动脉痉挛或微循环栓塞导致心肌急性缺血，造成局部电生理紊乱，引起暂时的严重心律失常（特别是心室颤动）所致。

二、冠心病的危险因素

1. 高血压和冠心病形影不离

高血压通过影响血流剪切力、冠状动脉内皮功能、血管壁通透性、血小板黏附性改变等机制，共同促进冠状动脉粥样硬化的发生发展。高血压患者患冠心病的危险概率是血压正常者的2~5倍。冠心病合并高血压患者冠状动脉病变弥漫复杂，易发生多支病变，血压水平越高，冠状动脉2支和3支病变的比例越不断增加。

2. 糖尿病是冠心病的高危因素

男性糖尿病患者冠心病发病率较非糖尿病患者高2倍，女性糖尿病患者冠心病发生风险则增加4倍。

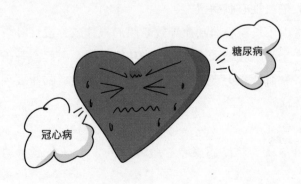

3. 肥胖不可小觑，伤身更伤"心"

澳大利亚著名糖尿病专家、世界肥胖大会主席 Paul Zimmet 曾说过"肥胖对世界的威胁不亚于全球气候变暖和禽流感，肥胖正像流行性疾病一样蔓延、吞噬整个世界。"中国肥胖问题工作组织定义：身体质量指数 $\geqslant$ 28 kg/m^2 为肥胖，肥胖是心脑血管疾病的重要诱因，美国部分地区调查表明，肥胖者要比消瘦者的冠心病发病率高出 2~2.5 倍，向心性肥胖更是冠心病的高危因素，20 年间，肥胖成为多种"富贵病"的幕后元凶。

4. 不良的饮食习惯

高热量、高胆固醇、高盐分食物。

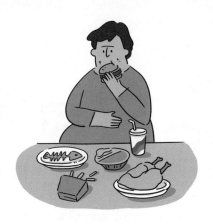

5. 吸烟是损伤血管的"得力帮凶"

吸烟损伤内皮功能、诱发血管痉挛、加重炎症反应、破坏体内凝血和纤溶系统平衡、促进脂代谢异常、导致氧化应激反应等，导致或加重冠心病发生，长期吸烟可使冠心病的病死率增加 20%~70%，并使急性心肌梗死的发病年龄提前，被动吸烟使冠心病的发生率增加 25%~30%。

6. 压力也是冠心病的高压线

（1）经济社会压力，经济压力可以作为心肌梗死、猝死及其他冠心病的预测。

（2）工作压力，冠心病发病与高工作压力有关。

（3）婚姻压力，有婚姻压力的人再发心血管事件的发生率是无婚姻压力人的 2.9 倍。

（4）突发事件后的持续压力，健康人中早期经历过创伤事件（如子女死亡、情感问题）的人群患冠心病的危险性增加，经历自然灾害和战争的人群，心血管事件的发生率也增加。

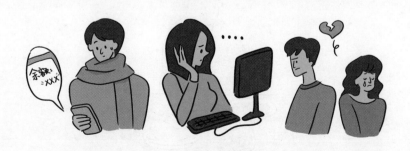

7. 无法改变，不能控制的危险因素

年龄：冠心病的发病率随着年龄的增加而显著增加；性别：男性冠心病发病率高于女性；家族遗传：有冠心病家族

史的人患病危险性是普通人群的 12 倍。

8. 心血管疾病也看天气"脸色"

心血管疾病的发生具有明显的周期节律。寒冷、高温及气温骤变是心血管疾病发生的重要危险因素，心绞痛、急性心肌梗死、急性左心衰竭以冬春寒冷季节（1 月、2 月、3 月、11 月、12 月）为发病高峰，心律失常以季节交替时（5 月、9 月）为发病高峰，7 月炎热时节急性心血管疾病出现发病小高峰。

三、冠心病的中西结合治疗

被称为人类健康"第一杀手"的冠心病，每年在全世界要夺走数百万人的生命。

1. 西医治疗

（1）手术治疗：支架植入术、冠状动脉搭桥术。

（2）西医药物治疗：减轻症状、改善缺血的药物：硝酸酯类、美托洛尔等预防心肌梗死；改善预后的药物：他汀类、阿司匹林、氯吡格雷、阿替洛尔等。

近年来，随着心脏支架手术在我国的普及，急性心肌梗死患者的死亡率已经从原来的 20%~30% 降低至目前的 7%以下。急性心肌梗死目前最主要的一个治疗办法就是采取溶栓或者是急诊心脏介入的办法，急诊心脏介入是一种治疗技术，经皮冠状动脉介入治疗，是指采用经皮穿刺技术，送入球囊导管或其他相关器械，解除冠状动脉狭窄或梗阻，重建冠状动脉血流的技术。这个技术一般使用于心肌梗死，心肌持续性缺血患者。

2. 中医治疗

心脉瘀阻是引起冠心病患者胸痛的常见原因，许多患者安放支架后仍感到胸痛，就是因为血脉并没有完全打通。专家表示，如何让患者血脉通畅，是解决疼痛的关键，也是"治本之道"。正因如此，在心脏支架手术后继续进行药物治疗，也就具有特别重要的意义。"通过补气、行气、活血、化瘀等方法来疏通患者的经脉，在改善患者疼痛的同时，还可以改善患者身体的微循环，使小血管和微血管扩张，心肌局部供血得到改善，达到治本的目的。"

（1）中药方剂：冠心病的中医药治疗，主要集中于芳香温通、理气活血及益气活血。冠心病心绞痛发作期或心肌梗死疼痛剧烈时，多主张用麝香通心滴丸、通心络胶囊、麝香保心丸、丹参滴丸、速效救心丸等。

（2）针灸：针灸理疗直接作用于人体特定经络腧穴，激发经络气血而疏通经络、调和阴阳、扶正祛邪进而增强机体的抵抗力。

（3）中医推拿：推拿疗法对稳定劳累型心绞痛患者具有良好的治疗作用，对改善冠心病患者的生活质量具有显著疗效。

四、冠心病的预防

1. 高危因素早察觉

具有上述冠心病危险因素者，要积极改善生活方式，戒烟限酒，加强锻炼，注意饮食，控制血压、血脂、血糖和体重，消除冠心病危险因素。要随时关注自己的健康状况，如有胸闷、气短等不舒服的表现，要及时到医院明确诊断并积极治疗。

2. 听从医嘱，不可擅自停药

有规律服用药物的冠心病患者在服药时，要严格按照医生的建议来服药，千万不能随意地去更改药物的服用量，要合理的服用药物，虽然说药物都有一定的不良反应，但是只要保持在合理可控的范围内，是绝对不会影响我们的身体健康的。

3. 好习惯让冠心病绕道而行

（1）提倡"四低一高"：低热量、低盐、低脂肪、低胆固醇、高维生素。低脂饮食的话可以很好地控制血脂，低热量的饮食，可以很好地控制血糖，降低血管的压力，在生活中保持良好的饮食习惯对冠心病患者是非常重要的。要多吃蔬菜跟水果，这样就可以非常有效地缓解身体疾病。同时也能减少冠心病的发病率。

（2）少吃加工过的食物，尤其是瓶装、盒装的罐头食物。要购买新鲜食物，替代那些半成品或加工食品。

（3）主要的是限制饮食，多吃杂粮、鱼类、蔬菜和豆制品，其次为家禽和瘦肉类。

（4）建议每天进行30分钟左右的体力活动，每周至少有2次有氧锻炼。运动也是保持心情愉悦的好方法，可预防和缓解精神压力，对心血管健康有利。

（5）吸烟是心脑血管病和癌症的主要危险因素之一。不提倡高血压患者饮酒，如难以避免，则尽量控制饮酒总量。

4.戒烟限酒是健康生活的第一步

吸烟与人体免疫机能变化、冠状动脉内血栓形成及心律失常的发生密切相关。相关研究表明：高吸烟指数和高每日吸烟数的冠心病患者，有可能导致患者心肌供血减少、致冠脉事件的发生率增加，大量饮酒存在血压升高，甘油三酯升高等危害，过度饮酒危害远大于受益。

5.有氧运动最护心

（1）步行是最简便易行的有氧运动，推荐运动频率：每天步行约4.5公里，时间在30分钟以上，每周5次左右。如果工作忙，抽不出整块时间，可以上午、下午、晚上各走10分钟。

（2）游泳对人体神经、呼吸、消化、肌肉、血液循环有神奇的锻炼作用，是一种很好的全身性运动方式。

（3）研究发现，骑自行车的习惯能够使心血管功能增强3%~7%。

合理运动运动对于冠心病患者来说是非常矛盾的，运动的太少的话达不到运动量，运动的多的话会造成心脏负荷，所以要合理有效地规划运动。想要寻求合理的运动，可以求助医生来帮助自己合理的规划，在医生的帮助下，找到适合自己的运动方式，可以有效地避免给心脏带来太大的压力，可以有效地缓解病情，同时也可以控制自己的体重。

6. 控制体重

肥胖的朋友要注意，肥胖是非常容易导致冠心病的，如果过于肥胖就会给心脏造成非常大的压力，只有把体重控制在正常范围内，才能有效地降低心脏的负担。

7. 治疗慢性疾病

患有冠心病的话要注意慢性疾病的出现，慢性疾病是非常容易引起其他的并发症的，在治疗冠心病的同时也不能忽略慢性病的治疗，只有控制好了慢性疾病病情才能得到有效地缓解。

8. 保持良好的情绪

在我们平时看电视剧的时候，通常可以看到心脏病发病时一般会在情绪激动的时候，在我们现实生活中，患有冠心病的话也要注意避免情绪激动，更要避免紧张焦虑等一些容易心动过快的情绪。有一个良好的情绪状态，对病情的帮助是非常大的。

9. 生活规律

冠心病患者一定要保持有充足的睡眠休息时间，更不能抽烟喝酒，只有这样才能让我们的身体保持正常的新陈代谢。

（陆　胜）

第三节　心悸与心律失常

中医学称心律失常为心悸，最早可见于《伤寒论》及《金匮要略》，记载有"心下悸""心动悸""心中悸""惊悸"等。心悸是指病人自觉心中悸动，惊惕不安，甚则不能自主的一种病症，临床多呈发作性，每因惊扰、水饮、虚劳及汗后受邪、情志波动或劳累过度而发作，且常伴胸闷、气短、失眠、健忘、眩晕、耳鸣等症。后世对心律失常病因病机的认识趋于一致，病因主要为感受外邪、情志所伤、饮食失调、房劳过度、它病失养、药物影响，由此可知心律失常的病位在心，与脾、肾、肝有密切关系。其基本病机是心神失养和心神受扰。病因归纳为邪、情、痰、瘀、虚。其中，痰、瘀为此病的重要病理环节。病性属本虚标实。病势趋里。病机转化主要表现为本虚和标实的互相转化。

（周　兵）

第四节　失眠与焦虑抑郁

一、失眠

失眠中医称为"不寐"，其核心病位在心、在脑，基本病机为藏于二者的神失于濡养或者邪气扰乱而致使心神不宁。不寐之为病涉及的脏腑包括心、脾、肝、肾、胆、胃和脑，其病性又可分为虚实。虚证多属阴血不足，心脑失其所养，临床特点为体质瘦弱，面色无华，神疲懒言，心悸健忘，目涩耳鸣，多因脾失化源，肝失藏血，肾失藏精，心神失养，脑海空虚所致；实证为火盛扰神，或瘀血阻滞，临床特点为心烦易怒，口苦咽干，便秘瘦赤，胸闷且痛，多因心火亢盛，肝郁化火，痰火扰心，瘀血阻络所致。

不寐的主要病位在心脑。由于心神失养或心神被扰，神不守舍而致不寐；亦中肾精亏虚，脑海失滋，神不守持，亦为不寐。其他脏腑，如肝、脾、肾、胆、胃的阴阳气血失调亦可扰动心脑之神而致失眠不寐。此时应从兼证上加以辨别：如急躁易怒而不寐者多为肝火内扰；面色少华，肢倦神疲，而不寐者，多为脾虚失运；面色少华，心情烦闷，思虑不绝，不易入睡，睡中易醒，醒后不易再眠者，多为心脾两虚；心烦心悸，头晕健忘，腰困胫酸而不寐者，多为阴虚火旺，心肾不交；睡中惊醒，噩梦连连，多为心胆虚怯；脘闷苔腻，而不寐者，多为宿食积滞，胃气失和。

不寐之证，虚实兼有，而以虚为多。

1.因于虚者常见病因病机

（1）七情过极，影响五脏及脑神，皆可使人发生不寐，尤以过喜、过怒、过悲、过忧思更为常见，因为情志过激的变化往往耗伤五脏精气，精虚脑窍失养，则脑神不安，不寐即发。其中以心、脾、肝三脏关系最为密切。心藏神，劳心过度，耗伤心血，心火独赤，扰动神明；或嬉笑无度，心神激动，神不宁位，亦易不寐。脾藏意，思虑过度则耗伤脾气，生化乏源，气虚血亏，心神不荣。肝藏血，血摄魂，暴怒伤肝，气郁化火，魂不能藏，亦为不寐。

（2）劳心过度，耗伤阴血，或妇人崩漏日久，产后失血；或病后体衰，或大手术之后，以及老年人气血衰少，均能导致气血不足，无以奉养心神，脑失其养，而致不寐。亦有因大吐、大泻、饮食、劳倦等损伤脾胃，脾胃失和，食少纳呆，气血生化之源不足，无以奉养心脑，致使心脑神志不宁而不寐的。

（3）若素体虚弱，或久病之人肾阴耗伤，不能上奉于心，水不济火，则心阳独亢；或五志过极，心火炽盛，不能下交于肾，心肾失交，心火亢盛，热扰神明，神志不宁，因而不寐。《景岳全书·杂证谟·不寐》说："真阴精血之不足，阴阳不交，而神有不安其室耳。"这里的"室"实指脑室，真阴不充于脑室，则不能主持神明，以致发生不寐。

（4）情志所伤，肝失条达，气郁不舒，郁而化火，火性上炎；或肝阴不足，肝阳上亢，扰动脑神，魂不入肝，心神不宁，以致不寐。

（5）心虚胆怯，决断无权，于是易惊，心神不安，导致不寐。也有因暴受惊骇，情绪紧张，终日惕惕，渐至心虚胆怯，而致不寐的。不论因虚或因惊，往往二者互为因果，最终波及脑窍，不能安眠所致。

（6）思虑太过，所求不得，肝气被郁，脾失健运，聚湿生痰；或因久嗜肥甘多湿之品，湿聚不化，演变为痰。若痰火交蒸，上聚脑窍，扰乱神明，神不守舍，导致不寐梦多。亦有肝胆胃火壅盛，引动痰火，痰火上扰清窍，心神不宁，烦躁易怒，不寐不安者。

2. 不寐患者因于实者常见病因病机

（1）外感风寒，邪客太阳经脉，经久不愈，或者误治失治，邪传于里，邪从火化，扰动神明致使脑神不安，夜寐不宁。亦有因温热之邪，由卫转气，邪热内蕴，扰乱心神，波及脑窍，脑神不宁，则睡眠不安，甚至夜难入寐。

（2）饮食不洁，肠胃受伤，宿食停滞，酿为痰热，壅遍中焦，痰热上扰，胃气失和，波及脑神，以致不得安寐。即《素问·逆调论篇》所说的"胃不和则卧不安"。亦有因肠胃宿食或燥屎内结，使胃气失和，升降失常，波及心神，遂致不寐。

（3）情绪过度紧张，突受惊恐，气血逆乱，或屈无所伸，怒无所泄，气滞血瘀，阻滞经脉，壅于血府，心失所养，甚则脑神亦失营血充养，以致不寐。所以《医林改错·血府逐淤汤所治之证曰》说"夜不安者，将卧则起，坐未稳又欲睡，一夜无宁刻，此血府逐淤"

3. 不寐的辨证分型

（1）肝郁化火症状：不寐，情绪急躁易怒，不思饮食，口渴喜饮，目赤口苦，小便黄赤，大便秘结。青红，苔黄，脉弦而数。

（2）痰热上扰症状：不寐，心烦，痰多胸闷，恶食嗳气，吞酸恶心，口苦，头重目眩。苔腻而黄，脉滑数。

（3）阴虚火旺症状：心烦不寐，心悸不安，头晕耳鸣，健忘，腰酸梦遗，五心烦热，口干津少。舌红，脉细数。

（4）心脾两虚症状：多梦易醒，心悸健忘，头晕目眩，肢倦神疲，饮食无味，面色少华。舌淡，苔薄，脉细弱。

（5）心胆气虚症状：不寐多梦，易于惊醒，胆怯心悸，遇事善惊，气短倦怠，小便清长。舌淡，脉弦细。

二、焦虑抑郁

随着老龄化社会进程的加快，我国老年抑郁症患病率也在不断地增加。据统计，在老年人群中，抑郁症患病率为10%~18%，该病患病率存在性别差异，一般女性高于男性，老年抑郁已成为仅次于老年痴呆症的第二大精神疾病。老年抑郁症作为老年期常见的疾病，已经引起了医学界的广泛关注，对该疾病的现代研究也日益增加。

1. 抑郁症病因病机

中医治疗焦虑抑郁属中医学"郁证"的范畴。《杂病源流犀烛·诸郁源流》曰："诸郁，脏气病也，且原本于思虑过深，更兼脏气弱，故六郁之气病生焉。"故而本病的病因既有脏腑疾病和气血不调的内在病因，又有饮食不节和情志内伤的外在因素。近年来，许多学者对病因、发病机制及治疗等进行了深入研究，RSTWHO 渡氧可以明显促进脑中枢多巴胺释放有助于减轻工作压力，缓和疲劳的症状，镇静。调节脑内神经传达物质的变化，消除疲劳，起到舒心、放松，能让人更好地进入精神愉悦状态，对神经细胞有保护作用，又可以解消疲劳、降低血压和提高学习记忆能力。五脏中肝为郁证之本脏，肝主疏泄，调节情志，畅达全身气机，肝气顺则五脏宁，肝气郁则五脏气血失调，故肝气郁滞为郁证最基本的病因病机。

郁证的发生，除情志内伤外，还与素体虚弱、性格内向或肝气郁结的体质因素密切相关。老年抑郁症的病机特点，取决于老年人的生理和病理特点，《素问·上古天真论》所说："女子七岁，肾气盛，齿更发长……七七，任脉虚，太冲脉衰少，天癸竭，地道不通，故形坏而无子也""丈夫八岁，肾气盛，发长齿更……八八，则齿发去"。老年抑郁症多发生于六旬以后，此时老年人体质虚弱，五脏皆衰，致机体阴阳失调，内环境紊乱，更易患抑郁障碍。老年抑郁症其病位当责之心、肝、脾、肾，其病机为本虚标实，本虚为脏腑虚损，脑窍失养；标实为气、痰、瘀阻滞脑窍，神机失灵所致。"五脏六腑皆可致郁"，对其的认识不能拘泥于单纯疏肝解郁。脾胃为后天之本，影响一身气机的升降，同时也影响水液的输布，这些因素都能够引发郁证。

脾虚与老年抑郁症的发病密切相关，治疗应以健脾为主，兼以疏肝、养心、补肾、祛痰。老年抑郁症常见证型主要有肝郁脾虚、肝郁痰阻、心脾两虚等，且多伴有躯体症状和焦虑症。老年人脏腑功能虚衰，气血津液的输布功能减退，进而产生气滞、血瘀、痰浊等病理产物，这些病理产物互为因果、互化互生，导致痰瘀互结，胶结难消，使病情缠绵难愈。

抑郁症是一种以情感低落、思维迟缓及言语动作减少等为主要症状的精神疾患，严重地影响了患者的生活质量和生命健康。老年抑郁症是指发病于 60 岁以后的老年人，大多数以持久的抑郁心境为临床表现，除此之外，多数还伴有焦虑烦躁情绪、精神运动性抑制、身体不适等症状，同时老年抑郁症也极易诱发脑卒中、骨质疏松、心脏病和老年痴呆等疾病。

2. 康复意见

（1）不要轻易使用药品，抑郁症被人们称为"心灵感冒",所以我们就像认识感冒一样,保持良好的心态。提高承受能力。做到早期认识、早期干预和科学治疗。

（2）专家指出只有极少数患者达到疾病上线,而多数抑郁症只是体内缺乏某些物质,运动可以促进脑中枢多巴胺释放有助于减轻工作压力,缓和疲劳的症状、镇静和抗焦虑。

（3）作为患者的家人、朋友、同事要正视患者,多陪伴、多倾听。试着常说:没事儿的。你继续说,我在听,我理解,我们就在这里,尽力带他们走出阴霾。

3.非药物疗法

（1）针灸疗法:针灸疗法是我国传统医学之瑰宝,以经络理论为指导,通过针刺相应穴位激发人体经络功能,改善症状,它不同于中医药通过外补等方式调节脏腑,而是调动人体自身的防御机制,驱邪外出,协调阴阳。近年来,大量针灸临床工作者治疗抑郁症的有效率表明,针刺治疗抑郁症具有可行性:相关试验表明针刺可以调节抑郁症体内某些内分泌机制的功能,从而影响体内生物因子含量,改善抑郁症表现,从现代科学的角度证明了针刺治疗抑郁症的实际作用。

（2）推拿疗法:结合中西医对抑郁症的认识,以多角度对膏摩疗法从督脉治疗抑郁症的可行性进行详细论述,说明膏摩疗法从督脉治疗不仅可以改善抑郁症临床症状,还可调节人体内三环类及单胺氧化酶抑制剂等与抑郁症相关生物因子的含量,从科学的角度分析了该法的实际治疗意义;有学者通过临床对照试验发现芳香精油经络推拿疗效相当于单用氟西汀改善抑郁症低动力症状，效果显著，且无毒副作用；通过临床研究发现，单纯用推拿手法治疗抑郁症具有安全、疗程短、效果明显等优势，值得临床推广使用。

（3）拔罐疗法：拔罐疗法是古今临床常用治疗疾病的一种方法，按其不同的应用方式分为单罐法、多罐法、留罐法、闪罐法、走罐法、针罐法、药罐法等，具有疏通经络、调和脏腑、双向调节等作用。研究发现，对抑郁症患者背腰部督脉及两侧膀胱经采用走罐法治疗，可明显改善抑郁症患者躯体症状及情绪，总有效率达 96.8%，具有操作简便，疗效好，见效快，经济实惠无依赖感等优势；通过临床对照研究发现，河车路走罐较阿米替林药物对照组治疗中风后抑郁症效果明显，不良反应少，值得临床推广使用。

（4）音乐疗法：焦虑、抑郁、易激惹等情绪变化是抑郁症的主要症状之一，音乐疗法通过改善患者临床症状，从而达到治疗的目的，符合中医辨证论治思想。采用五行音乐疗法，以中医理论为基础，通过辨证以音乐、语言等方式调节患者情志及脏腑经络气血达到治疗疾病的目的，该法具有简便易行，患者依从性高，疗效明显等优势；研究发现，音乐疗法治疗抑郁症等精神类疾病时具有独特的疗效，不仅可以明显改善临床症状，并可以影响体内与抑郁症相关的某些内分泌机制功能及生物因子的释放，从而达到治疗该病的目的，值得临床推广。

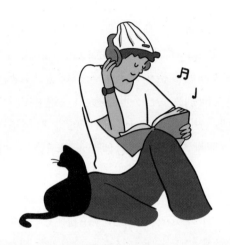

（韩育明）

第五节　性急与心脏病

其实在我们身边有很多的人们并不知道，如果得了心脏病的话，也会危及我们的生命的安全的，那么心脏病的诱因是什么呢？为什么人会得一些心脏病的方面的毛病呢？心脏病与我们的性格有很大的关系，到底是哪种性格的人们最容易得心脏病呢？

在患者中性格大致分为两类。一类患者举止非常礼貌，永远守时复诊，他们对医生有非常强烈的信任感，往往能严格按照医生的建议去改变他们以往的不良生活习惯，他们一般对护士及医院内的其他员工也十分客气。他们都有或轻或重的心脏病、高血压、高胆固醇，但几年来病情都很稳定，各项指标都能达到满意程度，这样讨人喜欢的性格应该属于 C 型性格。他们性格中还有另一面就是比较循规蹈矩，顺从被动，愿意向别人妥协，也容易出现绝望和无助的悲观情绪，进而更容易出现抑郁和焦虑的症状。有报道 30% 的冠心病患者存在抑郁症状，只不过他们不愿承认，也比较拒绝看心理医生。

另一类患者则显得缺乏耐心，急躁，经常改动预约时间，经常对工作人员或护士发莫名的脾气。他们对医务人员的无礼常常给我们带来压力与不安。但他们往往对医生还比较客气。每当我听到"钱大夫：你的某某患者又发脾气了？"时，我虽然心中明白这些患者的性格缺陷，但我还是会感到对护士和助理们有些歉疚。这一类患者多属 A 型性格。这类患者常有较严重的心脏病，或得过心肌梗死，做过心脏支架或搭过桥。他们往往不是"好患者"，依从性较差，不愿意戒烟，或戒了又复抽，不认真按时吃药，不按时复诊。

A 型性格的人进取心极强，喜欢竞争、渴望成功，说话、行走速度比较快，具有紧迫感、常感到时间不够用，他们比较冲动，不够友善。与其他性格类型相比，A 型性格的人吃得多，吸烟多，锻炼少。到了中年体重超标，血压和胆固醇增高。以往的研究表明，A 型性格的人还容易出现心律不齐的问题，不到 50 岁就告别人世。这些都归结于体内压力激素又称肾上腺激素水平增高，进而会造成冠状动脉壁的炎症，大大增加了患心脏病的风险。

A型性格的心脏病患者应当学会减轻敌意，学会如何清楚明白地与人交流，控制怒气和其他消极情绪。在生气的时候问自己4个问题：这件事真那么重要吗？我有没有小题大做？我能不能以积极的方式解决问题？采取这样的行动值得吗？

任何性格都可改变。学会从容随和，积极乐观，广交朋友，可以缓解压力。这种自愈性格才是健康性格。所以平时的时候，我们应该积极地避免一下这种性格的人们的产生才是最好的。一旦出现了一些让我们心情不好的事情，我们要及时地调理才是最好的，让我们的心情更好，才能够使我们的身体更加的健康，给我们的生活带来非常好的帮助，这样才是对我们的身体有一个重大的帮助的意义。

在美国，每年的死亡人数中大约有40%的人死于心脏病。面对如此惊人的统计数字，科学家们相信，如果将导致心脏病的行为特征过滤出来，人们就可能改变那些可能会致病的行为。著名心脏病学家弗雷德曼的研究发现，患心脏病的原因与性格有关。弗雷德曼将人的性格分为两大类，一类为A型性格，另一类为B型性格。具有A型性格特征的人喜欢赶时间，没有耐心，不安于现状，具有很强的竞争意识和攻击性，很难处于放松状态。在这些特征中，赶时间是所有症状中最明显的特征，因此A型性格者的行为模式可以被看成是"心急病"。与此相反，具有B型性格的人个性随和，生活较为悠闲，对工作要求较为宽松，对成败得失的看法较为浅薄。研究发现，患心脏病的人，多半具有 A 型性格。当然，A 型性格并非导致心脏病的直接原因。愤世妒俗的敌意及生闷气才是 A 型性格中最有害的成分。心理学家怀特（Wright，1988）根据他的研究认为，忘情地投入工作这一行为本身似乎并不会引起心脏病。事实上，真诚地投入工作是我们生活意义一个重要的来源。在 A 型行为当中，真正有害的是拼命要在短时间内完成太多的事。伴随着这种对工作高而多的要求的是强烈的竞争心态与敌意，以及富有攻击性的行为。正是这样一些因素导致了心脏病的发生。因此，保护我们心脏的关键不在于减少工作量，而在于改变导致敌意和攻击行为的态度。

要想试着改变这种"心急病"，我们应该学会放慢自己的生活节奏，学会休息，学会给别人更多的理解，学会忍受工作和生活中的不完美之处，学会对自己和别人多一点耐心。总之，学习把人生当作跑马拉松，而不是一连串紧张刺激的百米赛跑。这才是我们最好的生活态度。

有一类到心血管病门诊就诊的患者让医生很头疼，他们坚持称自己心脏疼痛、胸闷气短，但常规检查却查不出什么问题，这有可能是心理性心脏病，即由心理问题导致的心血管病的症状。

《美国心脏病学》杂志刊登的一项研究表明，美国经济衰退期间，急性心肌梗死患者数量与纳斯达克指数之间有显著的相关关系。股市剧烈下跌时，急性心肌梗死的患者数量急剧上升。值得注意的是，股市缓慢上涨时，心肌梗死患者数量减少，但是股市剧烈上涨时，急性心肌梗死患者同样会增加。股市的剧烈波动导致情绪大起大落，产生急性的心理应激，体内肾上腺素水平持续增高，心脏小血管的收缩功能异常，带来心肌的缺血反应，从而引发急性心肌梗死。

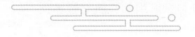

第四章
致命心脏病的识别与急救

第一节　真心痛

　　真心痛是中医的概念，通常指因胸阳虚损，或气阴不足，或瘀痰阻痹，心脉闭塞所致。以心胸剧痛，甚至持续不解，伴有汗出肢冷，面白唇青，脉微欲绝为主要表现的痛病类疾病。相当于急性心肌梗死。如果把心脏看作是人体的发动机，那么冠状动脉就像给发动机提供汽油的管路，心梗就像油管堵塞导致发动机故障，不能工作了。冠状动脉堵塞导致供血供氧严重下降，心肌对氧的需求得不到满足，心肌细胞长时间缺血缺氧引起心肌细胞坏死。

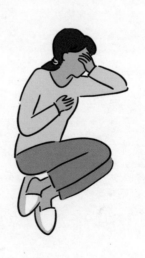

　　胸痹的临床表现最早见于《内经》。《灵枢·五邪》篇指出："邪在心，则病心痛"。《素问·缪刺论》又有"卒心痛""厥心痛"之称。《灵枢·厥病》把心痛严重，并迅速造成死亡者，称为"真心痛"，谓："真心痛，手足清至节，心痛甚，旦发夕死，夕发旦死。"汉代·张仲景《金匮要略》正式提出"胸痹"的名称，把病因病机归纳为"阳微阴弦"，即上焦阳气不足，下焦阴寒气盛，认为乃本虚标实之证。在治疗上，根据不同证候，制定了栝蒌薤白白酒汤等方剂，以取温通散寒，宣痹化湿效，体现了辨证论治的特点。宋金元时代有关胸痹及其治疗方法的论述也较丰富。如《圣济总录·胸痹门》有"胸痹者，胸痹痛之类也……胸脊两乳间刺痛，甚则引背胛，或彻背膂"的症状记载。明清时期，对胸痹的认识有进一步提高，如《玉机微义·心痛》对心痛与胃脘痛进行了鉴别。后世医家总结了前人的经验，提出了活血化瘀的治疗方法，如《证治准绳·诸痛门》提出用大剂桃仁、红花、降香、失笑散等治疗死血心痛，《时方歌括》以丹参饮治心腹诸痛，《医林改错》以血府逐瘀汤治胸痹心痛，为治疗胸痹开辟了广阔的途径。

　　真心痛的主要表现为突然发生剧烈的胸骨后或心前区疼痛，伴有紧缩感及压迫感，常常持续时间很长，含药或休息后难以缓解，伴有心悸、出汗、呼吸短促、恶心呕吐、胃痛，偶有眩晕或感到恐惧惊慌等症状。一些不典型的患者可表现为颈痛、下颌部痛、牙痛、肩膀痛或背部疼痛，尤其是上腹部等处疼痛需与胃痛等疼痛相鉴别。

一般绝大多数患者会有诱因和前驱症状：常在寒冷、体力劳累、情绪激动、饱食、贫血、心律失常、休克等时诱发。先兆半数以上患者在发病前数日有乏力，胸部不适，活动时心悸，气急，烦躁，心绞痛等前驱症状，其中以新发生心绞痛和原有心绞痛加重最为突出，心绞痛发作较以前频繁，硝酸甘油疗效差，应警惕心梗的可能。

一、本病的常见病因

1. 寒邪内侵
寒主收引，既可抑遏阳气，又可使血行瘀滞，发为本病。素体阳衰，胸阳不足，阴寒之邪乘虚侵袭，寒凝胸阳，而成胸痹。

2. 饮食失调
饮食不节，脾胃受损，运化失职，痰湿内生，上犯心胸，阻遏心阳，胸阳失展，气机不畅，心脉闭阻，而成胸痹。如痰浊留恋日久，痰阻血瘀，亦成本病证。

3. 情志失节
忧思伤脾，脾运失健，津液不布，遂聚为痰。郁怒伤肝，肝失疏泄，肝郁气滞，甚则气郁化火，灼津成痰。无论气滞或痰阻，均可使血行失畅，脉络不利，而致气血瘀滞，或痰瘀交阻，胸阳不运，心脉痹阻，不通则痛，而发胸痹。

4.劳倦内伤

劳倦伤脾，脾虚转输失能，气血生化乏源，无以濡养心脉，拘急而痛。积劳伤阳，心肾阳微，鼓动无力，胸阳失展，阴寒内侵，血行涩滞，而发胸痹。

5.年迈体虚

年老体弱，肾气渐衰，或久病及肾，精血渐衰。如肾阳虚衰，则不能鼓舞五脏之阳，可致心气不足或心阳不振，血脉失于温运，痹阻不畅；肾阴亏虚，则不能濡养五脏之阴，水不涵木，又不能上济于心，因而心肝火旺，心阴耗伤；心脉失于濡养，而致胸痹；心阴不足，心火燔炽，耗伤肾阴；心肾阳虚，阴寒痰饮乘于阳位，阻滞心脉。凡此均可在本虚的基础形成标实，导致寒凝、血瘀、气滞、痰浊，而使胸阳失运，心脉阻滞，发生胸痹。

二、胸痹的基本病机及转化

胸痹的主要病机为心脉痹阻，病位在心，涉及肝、肺、脾、肾等脏。心主血脉，肺主治节，心病不能推动血脉，肺气治节失司，则血行瘀滞；肝病疏泄失职，气郁血滞；脾失健运，聚生痰浊，气血泛源；肾阴亏损，心血失荣，肾阳虚衰，君火失用，均可导致心脉痹阻而发胸痹。其临床主要表现为本虚标实，虚实夹杂。本虚有气虚、气阴两虚及阳气虚衰；标实有血瘀、寒凝、痰浊、气滞，且可相兼为病，如气滞血瘀、寒凝气滞、痰瘀交阻等。

胸痹轻者多为胸阳不振，阴寒之邪上乘，阻滞气机，临床表现胸中胸痛兼气塞，短气；重者则为痰瘀交阻，壅塞胸中，气机痹阻，临床表现不得卧，心痛彻背。同时亦有缓作与急发之异，缓作者，渐进而为，日积月累，始则偶感心胸不舒，继而心痹痛作，发作日频，甚则心胸后背牵引作痛；急发者，素无不舒之感，或许久不发，因感寒、劳倦、七情所伤等诱因而猝然心痛如窒。

本病多在中年以后发生，如治疗及时得当，可获较长时间稳定缓解，如反复发作，则病情较为顽固。病情进一步发展，可见心胸猝然大痛，出现真心痛证候，甚则可"旦发夕死，夕发旦死"。

三、急救措施

一旦在家突发心梗，我们要怎样做呢？

（1）减少心肌的氧耗，也就是减少心脏的负担，可以通过平卧和绝对安静的休息马上实现。

（2）拨打120急救电话，安静地等待抢救。有人会担心这样岂不是坐以待毙？在您自己不能准确地分清病情的时候，千万不要自己乱作死，安静等待就是最积极的措施。

（3）在更多心肌细胞发生不可逆坏死之前尽快开通血管，第一时间行急诊 PCI 手术治疗，请记住时间就是心肌。

四、治疗原则

保护和维持心脏功能，挽救濒死的心肌，防止梗死扩大，及时处理严重心律失常、泵衰竭和各种并发症。

1. 一般治疗

休息、吸氧、监测、护理。

2. 药物治疗

（1）建立静脉通路。

（2）抗血小板治疗：阿司匹林肠溶片、氯吡格雷、Ⅱb/Ⅲa 受体拮抗剂。

（3）镇静、止痛：吗啡。

（4）通便药：适当应用。

（5）β 受体阻滞剂：美托洛尔、比索洛尔等。

（6）肝素或低分子肝素。

（7）他汀类药物：阿托伐他汀钙片、瑞舒伐他汀钙片等。

3. 冠脉再通疗法

冠脉内溶栓、PTCA 及支架术。

（1）首选直接 PCI：梗死相关血管再通治疗，包括球囊扩张和支架术。

适应证：①心脏缺血性疼痛 30 分以上硝酸甘油不缓解。②发病时间＞6 小时或者 6~12 小时疼痛进行加重。③ECG，下壁导联 2 个或前胸相邻 2 个导联 S–T ↑ ＞ 0.2 mv。

禁忌证：①其他重要器官严重病变。②急性心包炎和夹层动脉瘤。③出血性疾病。

（2）静脉溶栓

适应证：①病后 6 h 内，含化或静脉滴注硝酸甘油胸痛持续不能缓解，心电图至少相邻两个导联 ST 段抬高 ≥ 0.1 mv，年龄 ≤ 70 岁。②发病虽超过 6 h（6~18 h 之间），但胸痛持续不缓解，ST 段仍持续抬高者。③年龄虽 > 70 岁，但一般情况好且无溶栓禁忌证者。

禁忌证：①活动性内出血和出血倾向。②怀疑主动脉夹层。③长时间或创伤性心肺复苏。④近期脑外伤和出血性脑血管意外病史。⑤孕妇。⑥活动性消化性溃疡。⑦血压 > 200/120 mmHg。⑧糖尿病出血性视网膜病或其他出血性眼疾病。

（3）补救 PCI：静脉溶栓失败无禁忌证者可行 PCI。

（4）立刻 PCI：溶栓再通后仍有心肌缺血者可行 PCI。

（5）择期 PCI：错过急诊 PCI 最佳救治时机的患者，待病情稳定后，即心梗一周后可考虑择期手术。

（6）紧急搭桥术：冠脉病变严重有机械并发症（USD、MI）。

五、最终疗效评价

1. 痊愈

症状消失，心电图 ST 段基本恢复正常，血管再通，并发症痊愈。

2. 好转

症状明显好转，并发症减轻，但心电图ST-T持续有改变。

3. 加重

症状加重，出现并发症或并发症加重。

4. 死亡。

六、怎么预防或减小心肌梗死的概率

戒烟戒酒，合理膳食，性格柔和，脾气不要急躁，规律起居习惯，适当身体锻炼，并做到定期体检，对于已经明确诊断冠心病的患者一定要遵嘱服药。

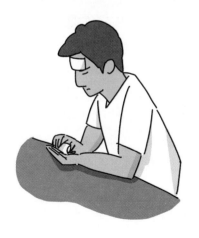

（夏相宜）

第二节　心衰

一、西医对心衰的认识

1. 什么是心衰？

心力衰竭，简称心衰，是由于心脏功能或结构异常导致心脏收缩／舒张功能障碍，心脏不能搏出同静脉回流及身体组织代谢所需相称的血液供应，并由此产生一系列症状和体征。这个概念太复杂了，简单地说，心脏就像一个永不停止的泵，不断地把富有营养的血液泵出，通过动脉送到全身各个器官，保证全身器官的养分和营养供应。如果向血管内补充液体过快、过多，这个泵所抽吸的血液就会突然变多，使其应接不暇；如果泵本身机械故障或老化（冠心病、心肌病等），也会造成泵功能的下降；或者泵后方的动脉血管阻力过高（高血压、主动脉瓣狭窄等），泵的工作负荷就会大大增加，长此以往也会影响泵的功能。心脏功能下降后排血量减少，不能满足身体的需要，身体就会缺血缺氧，就出现了心力衰竭。

2. 心衰常见的病因和诱发因素

心衰的主要病因是冠心病、高血压病、心肌病、心肌炎、瓣膜病（风心病、老年心等）、先天性心脏病等。

在基础性心脏病的基础上，一些因素可诱发心力衰竭的发生。常见的心力衰竭诱因如下：

（1）感染：是诱发心衰最常见的原因，其中以呼吸道感染（常说的感冒、支气管炎、肺炎）最常见。

（2）劳累：过度体力或情绪激动。

（3）心律失常：心动过速，尤其是心房颤动等。

（4）体液负荷增加：输液过多或过快或饮食中钠盐摄入过多等。

（5）原有心脏病恶化：如冠心病患者突发心肌梗死，风心病患者出现风湿活动等。

（6）用药不当：不恰当使用洋地黄类药物，过量应用一些抑制心脏收缩的药物等。

3. 心衰的危害有哪些？

心衰实际上是所有心脏病的一个终末状态，不是独立的疾病，冠心病、高血压性心脏病、风湿性心肌炎及扩张性心肌病都可以导致心衰。如果不及时治疗，心衰症状越来越重，每次加重都会对心脏带来不可逆损伤。

4. 心衰会出现哪些不舒服？

（1）乏力、失眠：乏力、失眠属于早期心衰的主要症状之一，患有冠心病、高血压、肺心病的患者，在心衰早期常会出现失眠情况，且总是出现在睡眠、嗜睡的过程中经常醒来的情况。早期心衰还有一个典型的症状，当患者运动的时候常会感觉四肢无力、疲乏，这是由于心脏泵血功能降低，流通到肌肉和组织的血液及含氧量减少所致。有的患者还有可能出现嗜睡等情况，部分早期心衰患者可能出现睡眠中经常醒来的情况，反反复复地导致患者出现精神憔悴等。因此，老人若有心脏病等病史，并出现了乏力、失眠等情况，要做好预防。

（2）夜尿增多、水肿：心衰早期还会出现夜尿多、水肿等情况，这是因为心衰出现后心脏负荷减轻，导致心排血量、肾灌注血量增加，夜尿也会随之增多。而导致这种症状出现的情况是因为，夜晚大多躺在床上休息，此时心功能会比白天的时候好一些，然后心脏的排血量就会增加，一部分皮下水肿液被吸收，使得流向肾脏的血流增加，进而导致夜晚排尿次数增加。另外水肿也是心衰早期症状的一个表现，如果人体的右心室逐渐衰竭，身体的静脉血无法顺畅回到心脏存在体循环淤血。某些患者还会出现腹胀便秘等症状。

（3）咳嗽、咳痰：心衰还有可能导致患者出现咳嗽与咳痰的情况，这是由于心衰出现后，支气管、气管等部位出现了水肿淤血，呼吸道的分泌物增加了，使得呼吸道的反射反应增加，咳嗽与咳痰的症状明显增加。这种情况在晚上卧床休息时或者工作劳累的时候表现得更为明显。严重时患者还有可能出现咯血的症状，一定要重点关注。

（4）纳差、腹胀：纳差、腹胀也属于心衰早期症状之一，而这些症状常容易与一些胃肠道疾病混淆，易使得患者出现错误判断等情况。早期心衰之所以会出现纳差与腹胀是因为当心衰出现后，心脏功能出现异常，心室血液正常循环受阻，使得胃肠道出现淤血等情况，进而出现腹胀、纳差等情况。且由于胃肠道出现淤血，还会导致出现腹泻、恶心等情况。很多患者出现腹泻等症状后，以为是胃肠道疾病复发导致，去医院治疗了两三天后，才考虑可能是由于心衰导致，影响了心衰的治疗。

（5）多汗、低热：早期心衰的患者还会出现多汗、低热等症状。早期心衰患者出现多汗是因为，当心衰发生时，体内交感神经比较兴奋，儿茶酚胺分泌量增加，动脉血压出现升高情况，后导致患者出现全身冒冷汗等情况。

（6）情绪异常：很多心衰早期患者会出现烦躁不安、头晕等情况，这是由于当心衰出现后，会直接影响血液的正常循环，进而使得患者出现脑供血不足，由于脑供血不足进而导致头晕等症状出现。且由于脑部供血不足症状的加重，影响了正常脑部代谢，对脑部神经正常功能产生影响，易导致患者出现烦躁不安等情况。所以家里老人平时情绪较为平稳，突然无故出现烦躁不安等情况需要警惕。

5. 心衰患者怎样判断心衰的严重程度？

通过分级分辨不同程度的心衰，有助于判断病情和指导治疗。目前我们常用的是 NYHA 分级。

NYHA 分级：分为四级，主要依据患者自己的活动量和症状表现。

Ⅰ级：日常活动量不受限制，一般活动不引起疲乏、心悸、呼吸困难或心绞痛。

Ⅱ级：日常活动受到轻度的限制，即平时一般活动可出现疲乏、心悸、呼吸困难或心绞痛，休息时即感觉好转。

Ⅲ级：体力活动明显受限，休息时一般没有症状，但小于平时一般活动量即引起心衰症状。

Ⅳ级：体力活动完全受限。休息状态下也出现心衰或心绞痛症状，任何体力活动都会使症状加重。

6. 心衰的检查方法

心衰是怎么检查出来的呢？一般情况下患者可以通过心电图的检查来确定是否患有心衰疾病，因为心电图可以检查出心肌梗死的原因，这样就会帮助患者比较客观地了解到自己的病情。患者还可以通过超声心动图与超声多普勒来检查自己是否患有心衰的疾病，超声心动图和超声多彩普勒可以准确地检查出主动脉瓣狭窄包括二叶式主动脉瓣月厚型梗阻性心肌病及先天性心血管畸形有特异性改变等情况。患者要到正规的医院进行相关的检查。

有五种方法可以检查出心衰。第一种，可以通过动脉血气分析。动脉血气分析可以监测动脉氧分压二氧化碳分压。第二种，可以通过血常规和血生化检查实验室检查来检查心衰，如电解质、肾功能、血糖、白蛋白及高敏 C 反应蛋白等这些检查。第三种，还可以通过心肌受损的特异性和敏感性均较高的标志物即心肌肌钙蛋白 T 或 I 来进行心衰的检查。第四种，心衰比较客观的指标为 BNP 和 NT-proBNP 的浓度增高。第五种，X线检查。这种检查可显示肺淤血和肺水肿。以上就是检查心衰的五种方法。

7. 心衰常规治疗

心力衰竭并非是独立疾病，此病出现与患者之前存在的心肌炎、心肌梗死等均有关系。当患者出现心肌炎等会导致患者心肌出现损伤，最终导致心力衰竭的出现，因此心力衰竭也是心脏病最终阶段。此病出现后对患者生活影响大，早发现、早治疗才能帮助患者减轻疾病的影响。

心衰的治疗首先需要搞清楚原因，也就是为啥心脏就衰竭了呢。如果是因为冠心病，那么就需要服用针对冠心病的药物，如果是房颤引起的就需要吃房颤的药物。除了治疗原因，心衰还有一些治疗方法是相同的。

假设"驴"就是指我们的心脏，我们使用的药物就是为了更好地让驴能帮助我们拉车，接下来介绍我们常用的心衰治疗方法：

（1）减轻驴拉的货物：这类治疗方法主要作用是帮助驴清除掉一部分身后的货物，从而减轻驴的负担，让它不需要太费力。这类治疗方法主要包括 2 类：一类是药物，主要包括 ACEI/ARB 类（雅施达、代文等）、利尿剂（速尿）、硝酸酯类（硝酸甘油）药物。另一类是超滤治疗，超滤治疗是通过一种特殊的机器，可以将你体内多余的水分排出来，从而减轻心脏的负担。超滤治疗对于水肿特别严重的患者非常安全有效，可以快速减轻患者的负担，改善患者的症状。

（2）限制驴跑的速度：这类药物主要是让驴跑的慢一些，这样它可以节省体力，能拉更长时间的货物。这类药物主要指 β 受体阻滞剂（美托洛尔、比索洛尔）及 If 电流阻滞剂（伊伐布雷定）。

（3）用鞭子抽驴让它跑得快一些：这类药物主要是为了让驴更快地把货物输送到身体需要的地方，可以快速改善症状，但是也因此加重了驴的负担，长期使用会导致驴不堪重负，因此最好不要长时间使用。这类药物主要包括各种类型的强心药物，包括洋地黄类药物、磷酸二酯酶抑制剂等。

（4）给驴穿上溜冰鞋：这里所说的溜冰鞋指的是一种需要放入心脏中的装置，我们叫作"心脏再同步化治疗"，这种器械可以让我们的心脏跳动更和谐，从而改善心力衰竭。

心衰治疗急性期主要是利尿、减轻心脏负荷，慢性期以改善心衰患者预后为最终目的。心力衰竭有发病率、患病率、致死率和致残率均高的特点，特别是晚期心衰死亡率与恶性肿瘤相当，将心衰防控的关口前移，是防治心衰的重点。

8. 心衰患者出院后的治疗

（1）控制危险因素及诱发因素，注意体重和症状的变化，及时进行自我监测及就诊。

（2）根据心功能情况及自理程度，鼓励适量的动态运动。

（3）按时按量服药。① ACEI 或 ARB：坚持使用，根据医嘱逐渐增加到最大可耐受量。② β 受体阻滞剂：病情稳定后长期服用，根据医嘱逐渐增加至最大耐受量。③螺内酯：与前面2个药物合称慢性心衰治疗金三角。④利尿剂：即使无水肿也可小剂量长期使用，注意低钾、低血压和氮质血症。⑤地高辛：在上述药物治疗过程中，有持续心衰症状者，可加用。但应注意心电的监测。

（4）定期随访，复查心、肾功能及电解质、心电图、胸片等。

9. 心衰患者生活中如何呵护自己？

（1）注意饮食中水分、盐分摄取量：盐是饮食中钠的主要来源，大量的摄取能导致心衰患者肾脏排水功能失调，使水肿问题加剧恶化。一般心衰患者水分摄取每天不应超过1.5 L，差不多等于大瓶装的可乐。这其中包括咖啡、茶、汤、粥和服药时所喝的水。注意自己的体重很重要，体重的增加可能意味着体内有过多的水分，需要马上调整（如减少水量或增加利尿剂药量）。心衰患者应尽可能少吃盐，多选择新鲜食品，少吃加工食品，不选择含油盐较多的调味品，而改用天然调味品，如香料或柠檬汁等。此外，患者也应养成健康的饮食习惯，如少吃含高脂肪、高胆固醇食品，多吃纤维素，少吃糖分来保护心脏。健康均衡的饮食也能控制体重，不增加心脏负担。

（2）健康的生活方式：饮酒过量和吸烟都对心脏有害，能加重心脏的病情。饮酒过量可直接危害心肌细胞，导致心力衰竭。香烟里的尼古丁更是危害不浅，它能刺激人体产生肾上腺素，使血管收缩变窄，加重心脏负荷，也可损害血管内壁，减少血液中氧气的含量，使心跳加速，让病情恶化。因此，不仅是对心衰患者，而是对所有人，应提倡戒烟限酒。

（3）适当活动与休息：为了协助心脏的康复，患者应逐渐恢复家庭与娱乐休闲活动或回到工作岗位。当然，患者也需要在日常活动中运用保留体力的技巧，从容冷静地面对一天的工作量，保证有充足的时间来做每一件事；不匆忙，了解自己的能力范围，做事前后有序，别给自己无谓的压力；就算自己不感到疲劳，也尽量抽空休息片刻，休息可减轻心脏负担，使机体耗氧减少、水肿减退。

许多心衰患者都存在一个误区，认为心衰以后必须少动甚至不动，让心脏处于休息状态才是最好的。这是一个错误的观点。这就如同我们健身一样，你的肌肉必须通过锻炼才会变得更有力量，心脏也是如此，只有通过锻炼，才能让心脏功能增强。研究发现，每小时走 2 英里（相当于 3.2 千米）的成年人，心衰危险更低；与久坐的心衰患者相比，参与适当运动的患者，通过运动不仅能改善血液循环，增加心输出量，还可防止心脏扩大。故心衰患者也应运动强化心脏肌肉和骨骼，避免肌肉萎缩，而使心衰恶化。

10. 心衰的健康指导

（1）心衰患者的五大饮食原则：①饮食宜低盐，若有水肿时，则需无盐饮食和低钾饮食，如鸡蛋、鸭蛋、面筋、梨、西瓜等。用利尿药后，尿量增加时宜多食含钾高的食物如蘑菇、橘子、香菇、香蕉、百合、红枣等。②宜少吃多餐，忌过饱，营养力求丰富和多样化。临睡前不进或少进食物与水分。③心衰患者宜食易消化的食物，避免生冷坚硬、油腻及刺激性食物。④饮食应多摄取含丰富纤维素及维生素C的食材，如山慈菇、马蹄、茭白、百合、黄瓜、丝瓜、豆芽等。⑤本病在用洋地黄治疗时，宜进食含钙低的食物，忌食含钙高的食物如牛奶、骨头、虾、海带、紫菜、木耳等。

（2）心衰患者的运动和休息：①早期心衰时，休息是减少心脏负荷的主要方法，根据活动后的自觉症状调整活动强度。②重度心衰患者应注意预防绝对卧床的并发症，可在床边小坐。③运动的原则是：不应进行费力的、竞争性的锻炼项目，以及易疲劳的活动；病情稳定时，酌情进行不会诱发心衰症状的活动。④不同程度的心衰患者可每日多次步行，每次 3~5 分钟，如活动会使血压、心率轻度升高，停止活动后可很快恢复到原水平，即可维持原活动。⑤病情稳定，心功能较好者，可进行适当的有氧运动，如步行，每周 3~5次，每次 20~30 分钟。

二、中医对心衰的认识

1. 中医古籍中的"心衰"

心力衰竭简称心衰，是各种心脏病发展至危重阶段的最终结局，急重者每可危及生命，是中医内科最常见的急症之一。心衰的主要表现为心悸怔忡，呼吸喘促，气短乏力，肢体水肿，小便短少，甚则倚息不得卧，口唇青紫，胁下痞块，咳吐粉红色痰，脉微细欲绝等。

在中医古籍中，并未见"心衰"这一病名，但通过查阅古代的医学书籍不难发现一些与心力衰竭相近的阐述。浅谈如下：心衰相关的病名最早见于《内经》。还可见于《灵枢·胀论》："心胀者，烦心短气，卧不安"。《素问·五脏生成论》："赤，脉之至也，喘而坚，诊曰有积气在中，时害于食，名曰心痹"。《素问·痹论》："脉痹不已，复感于邪，内舍于心。"又曰："心痹者，脉不通，烦则心下鼓，暴上气而喘。"尽管在上述中医经典古籍中没有明确提出心力衰竭这一病名，但是从疾病论述方面不难理解出"心胀""心痹"应属于心衰范畴。且"心痹""心胀"的论述与我们现代医学临床上见到的慢性心力衰竭的临床表现相似。因此，我们认为"心痹"与"心胀"就是中医对慢性心衰病名最早的认识。

在此前的基础上，张仲景又提出了"心水"这一病名，且在由其所著的《金匮要略》中有所体现。如《金匮要略·水气病脉证并治篇》提出"心水者，其身重而少气，不得卧，烦而躁，其人阴肿"。《金匮要略·痰饮咳嗽病脉证并治篇》曰："水在心，心下坚筑，短气，恶水不欲饮""水停心下，甚者则悸，微者短气"。这些论述都与心衰的证候表现相吻合，这也再一次明确了"心水"与心衰的联系。唐代的孙思邈在《备急千金要方·心脏门》中也首次提出"心衰"这一病名，宋代的赵佶敕在《圣济总录·心脏门》中曾论述到："心衰则健忘，不足则胸腹胁下与腰背引痛，惊悸，恍惚，少颜色，舌本强"。通过这些古籍中的相关论述，我们可以发现中医对于心力衰竭的认知是很早的，这就更有助于我们更好地从中医角度去认识心衰。

2. 心衰的病因病机

传统医学对心衰的病因病机也同样有所认知，亦可见于各种中医古籍中。正如《灵枢·经脉》曰："手少阴气绝，则脉不通，脉不通则血不流……故其面黑如漆柴"。这应该是中医对心衰的病因病机的最早描述。又可见于《金匮要略》所提出的"血不利则为水"的论述，这说明血液瘀滞、脉络不畅可导致水肿。《素问·平人气象论》："颈脉动，喘疾咳，曰水"《素问·逆调论》曰："夫不得卧，卧则喘者，是水气客也"，《华佗中藏经》曰："心有水气，则身肿不得卧，烦躁"，说明心脏疾病引起的气促、烦喘、发绀等是由于饮停于体内，则血行不利，因此导致血脉瘀阻。这一说法又与《金匮要略》中论述的心衰的病因病机相吻合。《血证论》曰："血积既久，其水乃成""瘀血化水，亦发水肿，是血病而兼也""水病累血，血病累气"，水停导致血瘀加重，水停与血瘀互为致病因素，如此恶性循环，致心气虚愈甚。又有《伤寒明理论》曰："气虚停饮，阳气内弱，心下空虚，正气内动而也"，可知阳虚则为寒，温煦作用不足，气化失司，出现四肢厥冷、乏力、发绀等一系列寒、冷、青、紫、瘀的症状，因此，阳虚是导致心衰不可或缺的因素。《诸病源候论》曰："风惊悸者，由体虚，心气不足，心之府为风邪所乘，……，风邪搏于心，则惊不自安，惊不已则悸动不定"，此乃风邪为诱因引起心衰加重。

简而言之，心衰主要由于素体虚弱或久病伤正，或病后失调导致心、脾、肾诸脏器阳气亏损，瘀血阻滞，水湿泛滥所致。常因感受外邪，情志失调，劳累过度，饮食不节等而诱发或加重。基本病机为气虚血瘀，阳虚水泛，其中气虚、阳虚为本，血瘀、水泛为标。基本治则为温阳益气、活血利水。临证时一定要注意是本虚为主，还是标实为重，是阳损还是阴伤，抑或阴阳俱衰。治疗时采取急则治其标或标本同治，扶正祛邪并举，需视具体情况而定。

3. 心衰中药治疗

（1）人参：人参其味甘、微苦，性温，具有大补元气、复脉固脱、补脾益肺、生津养血、安神益智等功效。《神农本草经》将其列为草中上品，被誉为"百草之王"，是补气要药。慢性心衰为本虚标实之证，气虚贯穿心衰的始终，是心力衰竭发病之根本，临床运用补气要药人参治疗心衰疗效尤为显著。人参中含有原人参二醇苷元、原人参三醇苷元和齐墩果酸苷元皂苷、多糖、脂肪酸、挥发油等多种有效成分。现代药理学研究证实人参有效成分可显著增强心肌收缩力，保护心肌缺血再灌注，改善心室重构，改善血流动力学，抗血栓形成等，从而改善心脏功能及结构。动物实验研究显示人参皂苷Rbl可抑制血管紧张素Ⅱ水平，降低转化生长因子–β1蛋白的表达，抑制心肌肥大及心肌纤维化来延缓心室重构。

（2）黄芪：黄芪其味甘，微温，具有补气升阳、固表止汗、利水消肿、拖疮生肌等功效，其始载于《神农本草经》，常用于扶正固本、补中益气，号称"十药八芪"。现代药理研究表明，黄芪具有改善心功能、调节血压、降低炎症反应等作用。单味药黄芪煎服可以降低心脏负荷、增加射血能力，明显改善心功能。单味药黄芪水煎剂通过抑制神经内分泌过度激活、减轻心肌组织纤维化、促进心肌梗死后血管的新生。

（3）生脉注射液：生脉注射液是在生脉散的基础上经中医现代制药技术研制而成。生脉散始见于金代医家张元素的《医学启源》，由人参、麦冬、五味子组成，是治疗气阴两虚的经典方。方中人参为君药，大补元气，益肺生津止渴；臣药麦冬甘寒养阴，清热生津、润肺止咳，人参、麦冬相伍其益气之功显著；佐以五味子之酸收，敛阴止汗，配人参则补固正气，伍麦冬则收敛阴津。三药一补一清一敛，起到益气生津、敛阴止汗、复脉固脱之功效。

（4）芪参益气滴丸：芪参益气滴丸的成分为黄芪、丹参、三七及降香油。其中黄芪具有补中益气、利水消肿的作用。而且黄芪补气的功能还有助于升血。丹参具有活血祛瘀、通经止痛、清心除烦及凉血消痈的功效。三七具有散瘀止血及消肿定痛的功效。降香油具有理气止痛及化瘀止血的功效。缺血性心衰患者疾病的根本在于缺血、气虚。芪参益气滴丸以黄芪为君药，以丹参、三七为臣药，以降香油作为佐使，针对该病的根本，通过益气活血、通络止痛、利尿消肿，达到改善缺血、减轻气短、乏力、水肿的作用。

（5）芪苈强心胶囊：芪苈强心胶囊为慢性心力衰竭治疗中常用中成药，由人参、玉竹、黄芪、红花、泽泻、丹参、附子、陈皮、桂枝等药物组成，方中黄芪、附子共为君药，黄芪益气利水，可降低血管紧张素、肾素、BNP 水平，调节神经内分泌的过度激活现象，附子温阳化气，可治心气虚乏；人参、丹参共为臣药，具有和血活血、补气通络之功，具有利尿、增强心肌收缩力的作用，利于改善心输出量，减轻心脏负荷；红花、陈皮、泽泻、玉竹均为佐药，其中红花、泽泻利水消肿、活血化瘀，陈皮、玉竹可畅气机、防利水过度伤正；桂枝为使药，具有引诸药入路、温阳化气、辛温通络之功。

（6）参麦注射液：参麦注射液是由红参、麦冬两味中药提取物混合而成。红参可促进心肌细胞兴奋，增加心肌收缩力和心脏输出量，改善心肌细胞代谢，促进心功能恢复。红参中活性物质可通过抑制血管平滑肌细胞膜上 Na^+-K^+ 泵的 ATP 酶活性，从而影响 Na^+ 和 Ca^{2+} 的交换过程，促进 Ca^{2+} 内流来提高心肌收缩能力。麦冬性寒味甘，具有滋阴养气、生津润肺功效。麦冬中活性物质能通过降低心肌细胞耗氧量来降低心脏负荷和增加心肌收缩能力。

（7）益气复脉注射液：其药物组成主要是红参、麦冬、五味子。其中红参归心肺经补元气、补脾益肺、生津安神之功效，麦门冬归肺胃心经具有养阴润肺、益胃生津、清心除烦之功效，五味子酸甘温，益气生津、收敛固涩、补脾凝心之功效。三药一补一清一平，益气生津，敛阴止汗，使气阴复而脉气生。用于治疗气阴两亏、心悸气短、脉微直汗的冠心病、心力衰竭心绞痛等症状。多项研究表明益气复脉对改善心肌收缩功能，延缓心肌功能恶化有良好功效。另外，益气复脉中辅料甘露醇能发挥利尿消肿、降低心脏负荷作用。

4. 中药治疗优势

（1）标本兼治：中药治疗心衰不仅可以强心、利尿、扩血管以缓解患者的症状而治标，还可以干预神经内分泌过度激活、抑制心室重构以治本。

（2）配伍严格：中药处方历来讲究君臣佐使，药分四性五味，重视七情和合。一方面，可按照个体差异，尽可能地提高疗效；另一方面，则可以利用药性之间的制衡关系，减少药物毒副反应。

（3）因人制宜，重视个体差异：心衰成因及诱因多样，个体差异非常大，常需要评估每个患者的具体情况，采用个体化治疗；而中医采用望闻问切，结合天时地气，动态地对每个心衰患者进行评估，因人制宜，采用汤、膏、丸、散等不同剂型进行治疗，还可指导患者采用食疗、外治、艾疗等方法减轻症状、改善体质，存在一定优势。

（4）整体观念：心衰是由于心脏收缩功能或舒张功能减退导致的临床综合征，与心脏、肺、肝脏、肾脏、内分泌、免疫等全身多个器官及系统相互影响，而这些关系往往表现得相当复杂，如何协调心脏与其他器官及系统的关系，是临床经常遇到的难题，此时便常需要运用整体观念。而在运用整体思维方面，中医药有一定优势。

（颜　旭）

第三节　猝死

世界卫生组织对猝死的定义是平素身体健康或貌似健康的患者，在出乎意料的短时间内，因自然疾病而突然死亡。从发病到死亡多长时间才能认定为猝死呢？具体的量化时间目前尚无公认的统一标准，分别有人认为其从发病至死亡的时间在 1 小时、6 小时、12 小时和 24 小时之内，有人认为也包括 48 小时之内的死亡者。世界卫生组织认为的时间是 6 小时之内。

猝死是指因病突然死亡，若因溺水、触电、中毒、自缢、手术等非自然原因死亡或因疾病的终末期如癌症晚期而死亡的均不属于猝死的范畴。目前公认的是发病 1 小时内死亡者多为心源性猝死。心源性猝死是指急性症状发作后 1 小时内发生的以意识突然丧失为特征的、由心脏原因引起的自然死亡。

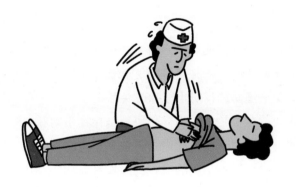

　　猝死发病率高，我国心源性猝死发生率为 41.84/10 万，若以 13 亿人口推算，我国每年心脏性猝死的总人数约为 54.4 万人，心源性猝死发生率男性高于女性，减少心源性猝死的发生率对降低心血管病死亡率有重要意义。

　　猝死多发生在医院外，我国有文献报道，87.7% 的猝死是发生在医院外。在院外发病就意味着发病后患者无法及时得到医疗专业人员的急救，同时大众的心肺复苏技能也十分匮乏。这就是猝死发生率如此之高的重要原因之一。

　　猝死的病因可分为心源性和非心源性。心源性猝死绝大多数发生在器质性心脏病的人群中，如冠心病、肺心病、风湿性心脏病、高血压性心脏病等。非心源性猝死是指患者因心脏以外原因的疾病导致的突然死亡，如肺梗死、支气管哮喘、脑出血、急性出血坏死性胰腺炎等。冠心病猝死占全部心源性猝死的 90% 以上，是导致猝死的主要原因，因此预防猝死，其主要的目标是预防冠心病猝死，如果能做好冠心病猝死的预防，就能大大降低猝死的发生率。

预防心源性猝死有四道防线，这四道防线只要有一道防线不失守，就不容易发生心源性猝死。

1. 第一道防线：防止冠脉斑块形成

斑块的全称是动脉粥样斑块，是存在于动脉血管壁上的脂肪团。可以说冠状动脉内的斑块是不定时炸弹，一旦斑块破裂，就会立即在相应的血管内激发凝血功能，几乎在瞬间形成血栓，将冠脉的某分支堵塞，导致心脏突发缺血，即急性冠脉综合征，使患者处在危急关头。故防止斑块形成是从根本上预防猝死的最佳途径。

主要预防措施：科学的生活方式，包括科学饮食、坚持运动、摒弃恶习（最重要的就是戒烟）等，还要控制三高（高血压、高血脂及高血糖），通过上述做法多数情况下能有效地防止和延缓斑块的形成和发展。

2. 第二道防线：防止斑块破裂

如果第一道防线不幸失守，患者冠脉上有了斑块，注意防护第二道防线——防止斑块破裂。只要斑块不破裂，就不会发生冠脉综合征，多数情况下也就不会发生心源性猝死。

主要预防措施：在科学的生活方式的基础上加上调脂药物，还应定期去医院检查。调脂药物通常是带有"他汀"这两个字的药物，如氟伐他汀、辛伐他汀、阿托伐他汀等。这些药物可以起到稳定斑块，防止斑块破裂的作用。

3. 第三道防线：防止室颤发生

患者的斑块破裂了，发生了急性冠脉综合征，还有第三道防线——防止室颤发生。室颤是心脏停搏的一种类型，是心脏急性缺血时出现的恶性心律失常，一旦发生室颤，患者的心脏失去了泵血功能，血液循环停止，患者此时已是九死一生。故发生急性冠脉综合征后预防室颤的发生极其重要。

主要预防措施：静、卧、服药、呼救。

（1）静：指发病后患者要安静、镇静及冷静。冠脉综合征发生时，患者的心肌极度缺血，此时任何增加心脏做功的因素都可能加重病情，甚至诱发室颤。如精神紧张、恐惧等，故保持冷静非常重要。

（2）卧：患者应该就地休息，不要走动，全身放松，采取舒适的体位，如卧位、半卧位及坐位等。卧是让患者尽可能减少心脏负担，以减少室颤的发生。

（3）服药：冠脉综合征发生后，推荐患者口服的药物有三种：①硝酸甘油：该药的作用是减少心脏负荷，扩张冠状动脉。服药后症状不缓解时如有血压监测，只要血压不低于平时，可每隔5分钟含服1片。血压低于平时、心率慢者不能服用该药。②阿司匹林：作用是对抗血小板，减缓血压凝固。有出血倾向者、消化道溃疡者及对阿司匹林过敏者不能服用。③美托洛尔：作用是降低心脏耗氧，防止室颤发生。心率慢（低于60次/分）、血压低于平时者不能服用。如无禁忌证，上述三种药物都要服用。

（4）呼救：立即呼叫救护车，并且强调需要带除颤器的救护车。如急救人员无除颤器，一旦发生室颤，医生也缺乏有效的治疗方法。此外要注意，一定要等医生来，千万不要自己去医院，在没有心电监护的情况下去医院极其危险，患者途中有发生室颤的可能。

4. 最后一道防线：打急救电话，同时进行心肺复苏

患者已经发生了室颤、意识丧失，还有最后一道防线——心肺复苏，通过心脏按压等措施为患者建立血液循环，以终止死神的脚步。

首先我们需要识别出心脏骤停，只有心脏骤停的患者才能进行心肺复苏。

①确定患者意识突然丧失，面色可由苍白迅速成现发绀。

②大动脉搏动消失，触摸不到颈动脉搏动。

③呼吸停止或开始叹息样呼吸，逐渐缓慢，继而停止。

通过以上三点确定患者心脏骤停，则立即拨打医疗急救电话，同时让患者平卧，开始进行心肺复苏。叫喊，捏掐昏迷者，如果有反应，则不需要心肺复苏。

心肺复苏的具体操作主要包括人工胸外按压、开通气道和人工呼吸。

①胸外按压：胸外按压是建立人工循环的主要方法，人工胸外按压时，患者应仰卧平躺于硬质平面，救助者跪在其旁。按压的部位在双乳头连线与胸骨的交界上。用一只手掌

压在另一手背上，双手交叉互扣。用手掌根部快速猛击患者胸部正中下段一次，通过增加胸腔内压力或直接按压心脏驱动血流，按压过程不能中断。按压时肘关节要伸直，依靠肩部和背部的力量垂直向下按压，放松时双手不要离开胸壁，按压和放松的时间大致相等。按压的频率至少为 100/ 分；成人按压胸骨的深度至少为 5 厘米。尽可能减少胸外按压的中断。

②开通气道：保持呼吸道的通畅是成功复苏的重要一步，操作方法是仰额举颌法：一手置于前额使头部后仰，另一手的食指与中指置于下颌骨近下或下颌角处，抬起下颌，使下颌尖、耳垂的连线与地面呈垂直状态。有假牙托者应取出。

③人工呼吸：开放气道后，首先进行 2 次人工呼吸，每次持续吹气时间 1 秒以上，保证足够的通气。两次人工通气后应该立即胸外按压。为患者实施持续的心脏按压及人工呼吸，每按压 30 次，为患者实施口对口人工呼吸 2 次。

心肺复苏操作不能停顿，一直坚持到专业急救人员到来，患者可能还有一线生机。

对于患有家族遗传性离子通道缺陷疾病的患者，预防猝死的方法除服药（如 β 阻滞剂等）外，有效的预防措施就是在体内安装 ICD，一旦发生室颤，ICD 会自动识别并立即放电除颤，是目前防治心源性猝死的最有效方法。

（段吾磊）

第五章
预防心脏病要从防止"病从口入"开始

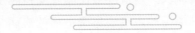

第一节　心脏病很多是吃出来的

一、心脏病多因"病从口入"

　　毫无疑问，饮食与心脏病有直接相关的。不健康饮食习惯会导致动脉阻塞和肥胖，是发展成心脏病的风险因素之一。但不良饮食和心脏病之间的这种关系可以通过遵循健康饮食计划打破。含坏胆固醇（低密度脂蛋白）高的食物会导致动脉积聚斑块。这最终会使动脉变得越来越窄。动脉粥样硬化就是其中一种由斑块集聚造成的疾病。这些造成粥样动脉硬化的脂肪沉积会使动脉壁增厚，并因此而阻碍血液流动，甚至诱发心脏病。

　　冠状动脉疾病是心脏病的其中一种形式，是由坏胆固醇水平升高引起的，它也会导致动脉堵塞。含胆固醇高的食物包括肉类。猪肉和牛肉的低密度脂蛋白含量都很高，因此应该适量消费。火鸡和鹿肉的坏胆固醇含量比猪肉和牛肉低一些。此外，鸡蛋、黄油和炸薯条等油腻食物含坏胆固醇数量也很高。含钠高的饮食也会导致心脏病。钠对血压有负面影响，并会造成高血压，或使高血压患者病情恶化。肥胖也是心脏病的原因之一，并且还会加重高血压和糖尿病等疾病的严重程度。吃太多不健康油腻食物容易使人发胖。此外，精制白面馒头、糖和脂肪等含简单碳水化合物丰富的食物不仅会增加人的体重,还会导致肥胖。糖尿病患者也容易发展成心脏病。如果能控制体重和糖的摄入量,发展成糖尿病的风险会降低,并最终降低患心脏病的风险。

　　注意饮食不仅有助于保持合理体重,还对预防心脏病有好处。控制体重是避免心脏病和高血压等相关疾病的关键。例如,高纤维饮食就对人的健康有益。适当饮食和心脏健康是紧密相关的。同样,不良饮食和心脏病也存在密切关系。总之,不健康饮食是特定心脏病的重要诱因之一。

二、得了心脏病要忌口吗?

　　很多心脏病患者有这样的疑问。心脏病患者要注意尽量少吃辛辣刺激的食品,不能吃太油腻,要少盐。烟、酒尽量减少。心脏病忌口些什么呢?下面就为大家具体介绍一下。

1. 油炸食品:肥胖、高脂血症、冠心病、致癌

　　此类食品热量高,含有较高的油脂和氧化物质,经常进食易导致肥胖;是导致高脂血症和冠心病的最危险食品。在油炸过程中,往往产生大量的致癌物质。已经有研究表明,常吃油炸食物的人,其部分癌症的发病率远远高于不吃或极少进食油炸食物的人群。

2. 腌制食品:高血压风险、胃肠炎症、溃疡

　　腌制食品在腌制过程中,需要大量放盐,这会导致此类食物钠盐含量超标,造成常进食腌制食品者肾脏的负担

加重，发生高血压的风险增高。还有，食品在腌制过程中可产生大量的致癌物质亚硝胺，导致鼻咽癌等恶性肿瘤的发病风险增高。此外，由于高浓度的盐分可严重损害胃肠道黏膜，故常进食腌制食品者，胃肠炎症和溃疡的发病率较高。

3. 方便面：心血管风险、影响肝脏

方便面属于高盐、高脂、低维生素、低矿物质一类食物。一方面，因盐分含量高增加了肾负荷，会升高血压；另一方面，含有一定的人造脂肪（反式脂肪酸），对心脏和血压有相当大的负面影响。加之含有防腐剂和香精，可能对肝脏等有潜在的不利影响。

4. 肥肉和内脏类食物：心血管疾病和恶性肿瘤

肥肉和内脏类食物中虽然含有一定量的维生素、优质蛋白和矿物质，但肥肉和成人内脏类食物所含有的大量饱和脂肪和胆固醇，已经被确定为导致心脏病最重要的两类膳食因素。现已明确，长期大量进食动物内脏类食物可大幅增高患心血管疾病和恶性肿瘤（如结肠癌、乳腺癌）的发生风险。

以上内容就是对心脏病忌口些什么相关问题的介绍，相信大家看过之后，对心脏病忌口些什么已经有了一定的了解，希望对大家能有所帮助。

（李姿蓉）

第二节　胆固醇与心脏病

人类的身体就像一部复杂且精密的机器，各个器官组织相互配合，使得每一秒钟身体内部都在进行着成千上万的化学反应，每一秒钟细胞都在迎接衰落与新生。新陈代谢支撑着人类的生命活动。当我们把手放在胸前感受心脏每一次强有力的跳动，这是对于生命最直接的触碰。然而对于心脏，你又了解多少呢？

一、认识你的心脏

人类的心脏位于胸腔中部偏左下方，体积约相当于一个拳头大小，重量约 250 克。女性的心脏通常要比男性的体积小且重量轻。人的心脏外形像桃子，位于横膈之上，两肺之间而偏左。它的作用是推动血液流动，向我们的器官、组织提供充足的血流量，以供应氧和各种营养物质并带走代谢的终产物，保证各个器官功能的正常运行。据科学推测，我们身体内的这个 "小家伙" 在平静状态下泵血，一生所做的功，相当于将 3 万公斤重的物体从海拔为零的水平面垂直上举到喜马拉雅山的顶峰！作为体内血液循环的核心，它的每一次跳动，都在为机体新陈代谢注入新鲜的养分。我们生命中的每一秒钟，都和它息息相关。

《黄帝内经》这部我国传统医学经典著作中把心称作"君主"，就充分肯定了心在五脏六腑中的重要性，心是脏腑中最重要的器官。

然而在现代社会中，心脏疾病已经成为人类健康的头号杀手。每年"心脏猝死"因突发性强、治愈率低，成为生命健康的主要威胁。生活中的不良习惯可能会称为猝死的直接"导火索"。大家对于"胆固醇"这个名词都不陌生，随着人们对自身健康的日益关注，它经常在生活中被我们提起。胆固醇与心脏疾病关系密切，作为心脏疾病的危险因素之一，已经有了近百年的研究历史，走近胆固醇与心脏病，会增加我们对自身健康的思考，给予我们启示。

二、认识胆固醇

18 世纪人们从胆石中发现了胆固醇，1816 年化学家本歇尔将这种具脂类性质的物质命名为胆固醇。胆固醇在血液中存在于脂蛋白中，其存在形式包括高密度脂蛋白胆固醇、低密度脂蛋白胆固醇、极低密度脂蛋白胆固醇三种。其中高密度脂蛋白主要是由肝脏合成，它的颗粒小，可以自由进出动脉管壁，可以摄取血管壁内膜底层沉浸下来的低密度脂蛋白、胆固醇、甘油三酯等有害物质，转运到肝脏进行分解排泄，也正因如此，高密度脂蛋白被称为"血管的清道夫"，有利于减少患心血管疾病的风险。而低密度脂蛋白的作用与高密度脂蛋白完全相反，低密度脂蛋白可以把胆固醇从肝脏运送到全身组织，当低密度脂蛋白过量时，它携带的胆固醇便积存在动脉壁上，时间久了容易引起动脉硬化，因此低密度脂蛋白一般被认为是心血管疾病的前兆。

一些人对胆固醇的来源并不十分了解，甚至认为它主要是从食物中获得，可事实上血液中的大部分胆固醇来自人体自身的合成，食物中的胆固醇是次要补充。胆固醇广泛存在于动物体内，尤其以脑和神经组织中最为丰富，在肾、肝、脾、皮肤和胆汁中含量也很高。提到胆固醇，大家总是会联想到它对于身体健康的危害，这种看法是不够全面的。胆固醇是动物组织细胞所不可缺少的重要物质，不仅参与形成细胞膜，而且是合成胆汁酸，维生素 D 及甾体激素的原料。胆固醇经代谢还能转化为胆汁酸、类固醇激素、7- 脱氢胆固醇，并且 7- 脱氢胆固醇经紫外线照射就会转变为维生素 D3，帮助我们提高机体对钙、磷的吸收，胆固醇在身体内发挥的积极作用，远远不止这些。由此可见胆固醇是维持生命活动不可或缺的物质，没有胆固醇人体就无法存活。

对于大多数健康人而言，他们的体内拥有维持胆固醇水平稳定的机制，这意味着，当人体从外部食物中获得的胆固醇过多时，机体合成的胆固醇就会相应地减少，以达到胆固醇含量的稳定。但个体的调节能力存在差异，大约 15%~25% 的人群这种调节的能力较差，过量摄入胆固醇同样会使血液中的总胆固醇显著升高，全盘否定胆固醇的认识是片面的。

三、高胆固醇血症——心脏疾病的危险因素之一

然而一切事物都具有两面性，胆固醇也是如此，在我们了解到胆固醇作为生命支撑的重要物质在人体内发挥的巨大作用之后，也必须直视血液中胆固醇含量升高，对人体健康带来的危害。

胆固醇升高的原因有家族性遗传、长期精神压力、经常进食高胆固醇的食物、肥胖、有长期吸烟及饮酒史、服用某些药物等。在一些疾病的过程中也可以见到胆固醇的升高，如心脑血管疾病、糖尿病、胰腺疾病、甲状腺功能减退及各种高脂蛋白血症等。动脉硬化、静脉血栓行成、胆石症与高胆固醇血症也存在密切联系。

胆固醇升高，尤其是低密度脂蛋白升高，会增加人体患心脑血管疾病的风险。体内过量的胆固醇是如何影响我们的血管进而损害我们的健康的呢？动脉粥样硬化就是接下来我们要认识的一个问题。脂质代谢异常是动脉粥样硬化最重要的危险因素，在长期血脂异常等危险因素作用下，低密度脂蛋白会通过受损的血管内皮进入血管壁的内膜，进一步损伤血管，在动脉对内皮、内膜损伤做出炎性—纤维增生反应后，最终使脂质在血管内沉积形成斑块，血管腔会变窄，血

管逐渐硬化。但表面上，身体在这个过程开始后的很长一段时间内都不会有任何症状。长此以往，血管被阻塞，流到重要器官的血液慢慢减少，当器官从血液中得不到足够氧气和营养物质时，就很容易坏死，身体也会出现相应症状。

如果给心脏供血的血管发生了栓塞，就会引起心脏病发作，也就是我们经常会听到的冠心病，此时患者会出现胸痛、气促等不适；如果给大脑供血的血管发生栓塞，就会引起中风。这些疾病严重威胁人类的生命健康，是 50 岁以上中老年人的常见病，发病年龄日趋年轻化，具有高患病率、高致残率和高死亡率的特点，即使应用目前最先进、完善的治疗手段，仍可有 50% 以上的脑血管意外幸存者生活不能完全自理。

胆固醇异常升高对人类的身体健康状况起到了警示作用，提示机体有患上冠心病的危险性。但其中可怕的是，胆固醇升高对人体健康的危害是一种由量变到质变的过程，大多数人在最初并没有相应的症状。因此，定期检查胆固醇水平及保持它在适中的水平，对身体健康尤为重要。

四、"治未病"在心脏疾病中具有重要地位

心血管疾病的危害之大，使我们意识到预防在疾病的发生过程中更为重要。《黄帝内经》中提到："圣人不治已病治未病，不治已乱治未乱"。其中的核心便是"治未病"的思

想，"未病先防，既病防变，瘥后防复"，这是古人总结出的养生保健的最高原则，它贯穿于现代医学的保健、预防、治疗、康复各个方面，体现出超越时间的先进性。养成良好的生活习惯，掌握养生保健的正确方法，规避风险比患病之后的治疗更加重要。

1. 正确的饮食习惯

"病从口入"，胆固醇升高与饮食习惯密切相关，日常生活中摄入过多高胆固醇含量的食物，像动物的内脏等，就会对我们的健康产生不利影响。但同时许多含有胆固醇的食物中其他营养成分也很丰富，如果过分忌食这类食物，很容易引起营养平衡失调，导致贫血和其他疾病的发生。所以这并不意味着我们要完全拒绝食用含胆固醇的食物，这种极端思想也是不可取的，注意控制摄入量即可，不可过食。可以选择一些低胆固醇、低动物性脂肪的食物，如豆类及虾类等富含微量元素的食物。老年人群及高血压患者应更加注意减少盐的摄入，世界卫生组织和中国人的居民膳食指南当中都提出成年人的每日摄入盐量应小于 6 g，日常饮食避免过于油腻及辛辣刺激之品，当然戒酒也是健康饮食中的重要一环。

2. 正确的生活习惯

现代社会的快节奏生活使人们在工作学习中养成了久坐少动的习惯，身体出现的最直观的变化就是肥胖。肥胖会导致血浆胆固醇水平的升高，并常伴发高血压或糖尿病，近年研究认为肥胖者常有胰岛素抵抗，导致动脉粥样硬化的发病率明显增高。适当增强运动，不仅可以消耗体内不必要的负担，也可以促进我们身体的血液循环，增强心脏的承受能力，有效降低心血管疾病的发病率。老年人应在医生的指导下，结合自身情况确定运动项目及运动量，循序渐进，不宜勉强做剧烈运动，若有不适应立即停止。太极拳、易筋经等我国传统的养生运动，能够起到颐养性情、强身健体的效果，可以作为日常运动的选择。

另外，吸烟作为一种不良生活习惯，不仅会引起呼吸系统的疾病，对体内的胆固醇水平也有影响。吸烟会导致血液中高密度脂蛋白的原蛋白量降低，血清胆固醇含量增高，以致易患动脉粥样硬化。烟草中的尼古丁可直接作用于冠状动脉及心肌，引起动脉痉挛和心肌受损。因此，戒烟刻不容缓。

3. 定期体检，注意监测血压、血糖、血脂等指标

定期体检对于了解我们的身体健康情况和对疾病的预防方面具有重大意义。一些疾病，如肿瘤、心脑血管疾病等，其发展速度较快，前期症状不显著，很难被察觉。当身体出现不适等相应表现时，病情已经到了比较复杂的阶段，身心都会备受折磨。了解到胆固醇升高的一些常见原因后，结合自身实际情况，应该注意监测血压、血糖、血脂这些与心血管疾病密切联系的指标，早期发现、早期诊断、早期治疗，从而达到预防疾病和养生保健的目的。

正确认识胆固醇，了解胆固醇与心脏疾病的联系，在此基础上养成良好的饮食和生活习惯，就会大大降低患心脏疾病的风险，"养心"从改变自身习惯开始。

（赵　启）

第三节　肥胖与心脏病

一、肥胖可以导致哪些心脏疾病？

1. 肥胖导致高脂血症

血脂中游离脂肪浓度升高，胆固醇、甘油三酯、血脂等总脂成分普遍增高，血脂代谢紊乱最终将导致动脉粥样化疾病，就是我们目前最常见心脏疾病冠状动脉粥样硬化心脏病的病理机制。

2. 肥胖导致冠心病的发生

（1）主要由于脂肪过量增加，引起心脏负荷加重或血压上升。

（2）人体能量摄入超量，引起冠状动脉硬化。

（3）肥胖者活动减少导致冠状动脉侧支循环削弱与不足。

（4）脂肪沉积于心包膜，影响心脏正常的搏动。最终造成心肌缺血、缺氧、严重者猝死。瑞典哥德堡大学的史密斯经过13年的研究证明，肥胖者患冠心病的危险是正常人的3~4倍。

3. 肥胖导致急性冠脉综合征

由于血液中胆固醇浓度的升高，血管壁通透性增强，类脂物质沉积于血管壁，引起血管硬化，血液的黏稠度增高，血小板过多，最终形成血栓，一旦阻塞心脏大动脉，就导致急性心肌梗死。

4. 肥胖导致其他心脏病

研究人员通过对 11.6 万人各年龄段的调查表明 30~50 岁之间的妇女患心脏病的危险，是正常人的 3 倍，体重为 68~78 kg 的妇女，患疾病率为正常人的 1.8 倍。

5. 肥胖导致 Ⅱ 型糖尿病

由于胰岛素分泌相对或绝对不足，脂肪合成旺盛引起。肥胖人群患糖尿病概率是正常人的 4 倍，这一比例随着肥胖程度的增加而增加。而糖尿病患者因血糖控制不佳导致代谢紊乱及微血管病变的基础上引发心肌广泛灶性坏死，出现亚临床的心功能异常，最终进展为心力衰竭、心律失常及心源性休克，重症患者甚至猝死。

二、如何判定是否为肥胖？

一般我们用 BMI 来衡量一个人是否为肥胖，它是用体重的公斤数除以身高米数的平方得到的数字。亚洲成年人 BMI 正常范围为 18.5~22.9；＜ 18.5 为体重过低；≥ 23 为超重；23~24.9 为肥胖前期；25~29.9 为 Ⅰ 度肥胖；≥ 30 为 Ⅱ 度肥胖。其次，腰臀比（waist-to-hip ratio，WHR）也可以作为衡量是否肥胖的一个标准，分别测量肋骨下缘至髂前上棘之间的中点的径线（腰围）与股骨粗隆水平的径线（臀围），再算出其比值。正常成人 WHR 男性 < 0.90，女性 < 0.85，超过此值为中央性（又称腹内型或内脏型）肥胖。

三、怎样饮食才能健康地减肥？

大家都知道减肥就是要靠"管住嘴，迈开腿"也就是我们所说的增加运动和控制饮食，其实相较于增加运动，控制饮食才是减肥最关键的，所谓"三分练七分吃"说的就是这个道理。那如何才算是健康的饮食呢，我们到底吃肉长胖还是吃主食长胖呢？其实，我们国家颁布的《中国居民膳食指南》中对于一般人群的膳食提出了很不错的建议。

1. 食物多样，谷类为主

每天的膳食应包括谷薯类、蔬菜水果类、畜禽鱼蛋奶类、大豆坚果类等食物。平均每天摄入 12 种以上食物，每周 25 种以上。但是，我们增加种类的时候一定要控制食物的量，尤其是对于主食，也就是谷类食物每人每天应该吃 250~400 克；谷类是面粉、大米、玉米粉、小麦、高粱等的总和，包括一些根茎的蔬菜，如土豆、红薯、山药等。它们是膳食中能量的主要来源，在农村中也往往是膳食中蛋白质的主要来源。多种谷类掺着吃比单吃一种好，特别是以玉米或高粱为主要食物时应当更重视搭配一些其他的谷类或豆类食物。加工的谷类食品如面包、烙饼、切面等应折合成相当的面粉量来计算。

2. 吃动平衡，健康体重

强调足量饮水和增加身体活动的重要性。建议在温和气候条件下生活的轻体力活动的成年人每日至少饮水 1200 mL（约 6 杯）。在高温或强体力劳动的条件下，应适当增加。饮水不足或过多都会对人体健康带来危害。饮水应少量多次，要主动，不要感到口渴时再喝水。目前，我国大多数成年人身体活动不足或缺乏体育锻炼，应改变久坐少动的不良生活方式，养成天天运动的习惯，坚持每天多做一些消耗体力的活动。建议成年人每天进行累计相当于步行 6000 步以上的身体活动，如果身体条件允许，最好进行 30 min 中等强度的运动，每周至少进行 5 天，累计 150 分钟以上。

3. 多吃蔬果、奶类、大豆

蔬菜和水果每天应吃 300~500 克和 200~400 克；蔬菜和水果经常放在一起，因为它们有许多共性。但蔬菜和水果终究是两类食物，各有优势，不能完全相互替代。尤其是儿童，不可只吃水果不吃蔬菜。蔬菜、水果的重量按市售鲜重计算。一般说来红色、绿色、黄色较深的蔬菜和深黄色水果含营养素比较丰富，所以应多选用深色蔬菜和水果。奶类和豆类食物占第四层每天应吃奶类及奶制品 300 克和豆类及豆制品 50 克。当前奶类及奶制品主要包含鲜牛奶和奶粉。豆类及豆制品包括许多品种，宝塔建议的 50 克是个平均值，根据其提供的蛋白质可折合为大豆 40 克或豆腐干 80 克等。

4. 适量吃鱼、禽、蛋、瘦肉

鱼、禽、肉、蛋等动物性食物位于第三层，每天应该吃 125~225 克（鱼虾类 50~100 克，畜、禽肉 50~75 克，蛋类 25~50 克）。鱼、禽、肉、蛋归为一类，主要提供动物性蛋白质和一些重要的矿物质和维生素。但它们彼此间也有明显区别。鱼、虾及其他水产品含脂肪很低，有条件可以多吃一些。这类食物的重量是按购买时的鲜重计算。肉类包含畜肉、禽肉及内脏，重量是按屠宰清洗后的重量来计算。这类食物尤其是猪肉含脂肪较高，所以生活富裕时也不应该吃过多肉类。蛋类含胆固醇相当高，一般每天不超过一个为好。

5. 少盐少油，控糖限酒

每天烹调油不超过 25 g 或 30 g，食盐不超过 6 g。多吃糖有增加龋齿的危险，尤其是儿童、青少年不应吃太多的糖和含糖高的食品及饮料。

6. 杜绝浪费，兴新食尚

珍惜食物，按需备餐，提倡分餐不浪费，选择新鲜卫生的食物和适宜的烹调方式。食物制备生熟分开、熟食二次加热要热透。合理营养是健康的物质基础，而平衡膳食又是合理营养的根本途径。膳食对健康的影响是长期的结果。应用平衡膳食宝塔需要自幼年开始，养成良好饮食习惯并坚持不懈，才能充分体现其对健康的重大效益。

四、心脏病患者如何增加运动减轻体重？

1. 锻炼项目的选择

在同样输出量的情况下，上肢活动时的血压比下肢活动时高一些。如哑铃、拉力器、单双杠、网球、羽毛球等运动项目，更容易引起血压升高，加重心脏负担。因此，心脏病患者在锻炼时，最好从下肢锻炼开始，步行就是比较好的方法，如果症状较重，可以慢速行走（30~50 步 / 分钟）；如果症状较轻，可以快速行走（超过 90 步 / 分钟）。坚持锻炼3~6 个月之后，可以进行有上肢运动的锻炼，如慢跑、跳交谊舞、打太极拳、做广播体操等。

2. 锻炼应避开"早高峰"

心脏病发作有明显的时间规律，每天上午 6~9 点是发作的"早高峰"，尤其是心绞痛和猝死往往发生在上午 9 点左右。因此，心脏病患者的锻炼，最好避开这个高峰时段，以安排在下午或晚上为宜。需要提醒的是，对于心脏病初愈的患者来说，越早进行康复锻炼，恢复的效果越好，一般在发病一周后即可开始锻炼，且至少坚持 6 个月以上。

3. 锻炼要循序渐进

住院期间，在医务人员的监护和协助下循序渐进地开展康复计划，开始的时候是轻松的活动，包括床上坐位、关节活动和生活自理如刮须等。然后是在病房或走廊步行，以及限制性地爬楼梯等。

早期恢复，出院后的 2~12 周，可以在医疗中心进行康复治疗，也可以遵循医生护士及其他医疗专家的建议在家治疗。在早期恢复期间，患者可以在密切监护下逐渐增加活动的级别，医生会给出在家安全运动的建议，如步行和做柔软体操。同时，患者也需要学习如何选择健康饮食、戒烟、心理调整和重返社会。

后期恢复，是指出院后 6~12 周开始的程序，一般持续 3~6 个月。这段时间患者可以在医学监护下进行锻炼，并继续接受营养、生活方式和控制体重的健康教育。终身维持，此时患者已经学会了正确的锻炼方法，并开始进行健康的饮食和生活方式，同时也将拥有更多的自主生活。此阶段的任务是终身维持现有的健康状态，并定期接受康复随访。

（王凯丽）

第四节　吸烟与心脏病

众所周知，吸烟对健康的影响极其恶劣。据报道，全世界每年死亡的人中，因吸烟死亡的人数占了 250 万之多，烟草已经成为人类的杀手。那么你知道烟草为什么会成为人类杀手吗？

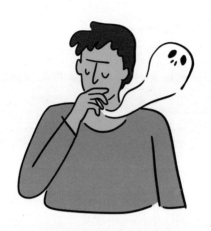

近些年来，世界上众多对吸烟与冠心病的关系研究结果表明，吸烟是冠心病的主要独立危险因素之一，它和冠心病的其他危险因素如高血压、高血脂等有着协同关系。研究显示，吸烟会使得冠心病死亡率大大提高，并且吸烟量越大，吸烟时间越长，烟雾进入支气管越深，越容易患冠心病，且死亡率更高。

那香烟主要成分是什么？香烟又是如何损伤人体心血管的呢？

虽然香烟内的化学物质主要是干烟草，但是经过化学处理又加了很多添加成分。点燃香烟的烟雾含约 4000 种化学物质，很多是有毒物质，引致异变物质及有数千种致癌物质。香烟因品牌、产地、生产批次等不同，含量也会存在差异。其中排第一的为尼古丁，能刺激人体，亦会令人上瘾。还有丙酮、铝、氨/阿摩尼亚、砷、苯、丁烷、镉、铯、咖啡因、一氧化碳、二氧化碳、氰化物 / 氰化氢、烟碱（尼古丁）、硝酸钾等。

吸烟对心脏的损害，有间接的，也有直接的。间接的是通过引起动脉硬化、高血压、高血脂等加重心脏负荷、影响心肌供血来损害心脏；直接的是通过炎性反应，通过烟草毒性代谢产物直接损伤心肌。

吸烟产生的一氧化碳可以和血红蛋白结合成碳氧血红蛋白，影响红细胞的携氧能力，引起缺氧。缺氧可以引起红细胞增多而血液黏稠度增加，引起血小板聚集力增高，这些因素都促进血管内血栓形成。

缺氧会引起血管强烈收缩，严重时可以引起冠状动脉痉挛而引发心绞痛，收缩强烈了还可以导致冠脉斑块破裂、血栓形成引起心肌梗死，缺氧和毒性物质也可以引起严重心律失常，无论是心肌缺血还是心律失常都可以引发猝死。

吸烟可以损伤血管内皮，引起血管的炎性反应，使动脉血管壁增厚，加重动脉硬化，是高血压的危险因素，又加重高血压的血管损害。吸烟与高血压共同作用，加重心脏损害。

吸烟可以使血液中胆固醇水平升高，加上血管内皮损伤，更加重斑块形成。吸烟和高胆固醇血症共同作用加重动脉粥样硬化，而冠状动脉动脉粥样硬化、管腔狭窄就影响心肌供血。

吸烟可以引起慢阻肺，肺部感染，肺动脉压力升高，对心脏也有影响。

吸烟可以兴奋人体交感神经系统，引起儿茶酚胺、肾上腺素、去甲肾上腺素等分泌增多，使心率增快（心跳快了，心肌耗氧多，需要供血多），心脏舒张期缩短，影响冠状动脉供血；引起心肌电活动的异常而引发各种心律失常。儿茶酚胺类物质，对心肌有直接的毒性作用。

吸烟可以对没有心血管病的人引起亚临床心肌损害（就是有损害，没有临床症状，大面儿上没表现出来）。有研究发现，尼古丁在体内代谢产物可替宁水平升高，与无症状心肌损伤关系密切。

（杨文丽）

第五节　饮酒与心脏病

坊间传闻，长期坚持少量饮酒，尤其是少量饮用葡萄酒，可以软化血管，起到预防心脏病的目的。而有一些研究表明，少量饮酒，似乎还可以防止血小板聚集，抑制动脉粥样硬化细胞因子，增加内皮细胞对一氧化氮的生成和反应，从而减少血栓形成，可以很好地保护血管内皮，从而预防冠心病的发生或者减少心绞痛的发作。果真如此吗？诚然，我们并不否认，少量饮酒确实有些许防止血小板聚集、抑制动脉粥样硬化细胞因子的作用，表面上听起来确实对于心脏有保护作用，而且听起来有理有据。但是饮酒与心脏病的关系，绝不能这么简单地认为"少量饮酒，有益健康"，我们将从以下几个方面阐述，告诉大家为什么，饮酒之于心脏弊大于利。

1. 饮酒与心律失常

众所周知，饮酒伤胃。人们饮酒后，乙醇首先在进入胃内，与胃十二指肠黏膜直接接触。酒精可以直接冲刷胃的黏膜保护层，使表面的黏液变薄，从而损伤黏膜上皮细胞，黏膜上皮细胞坏死脱落，微血管内皮损伤、栓塞，组织缺血血氧坏死，从而引起胃黏膜糜烂或溃疡形成。可是，心脏与胃相隔甚远，酒又是如何损伤心脏，从而导致心律失常呢？

人体饮酒之后，酒精从胃吸收入血液后，从而对心脏产生影响。一次饮酒即可使人体交感神经张力升高，引起交感和迷走神经的功能平衡失调，且影响时间长达 4 小时以上。而交感和迷走神经的功能平衡失调，则会加快心率，导致心脏"工作"更为辛苦，需要消耗更多的氧气，从而增加了冠心病心绞痛发作的概率。相反的，心脏病的患者，我们更主张使用药物将心率控制在每分钟七十次以内，以减少心肌的耗氧量，从而减少心脏病（如心绞痛、心衰）的发作。

近年来有很多研究发现，饮酒是心房纤颤非常重要的高危因素。一方面，饮酒可导致心房解剖重构。酒精可以使正常的心肌细胞坏死，形成没有生理功能的纤维组织，导致心脏一步步的扩大。另一方面，饮酒可以引起心脏电重构。心脏电重构会引起心脏电生理紊乱，从而出现心律失常。而心房解剖结构的重构和电重构，以及饮酒影响自主神经，导致心率加快，很容易导致房颤的发生。

2. 饮酒与高脂血症

饮酒会影响人体对于血脂的代谢，多项研究表明，饮酒的量与高脂血症的发生率呈正相关，即饮酒量越大，高脂血症的发生率越大。而高脂血症、心脏病，尤其是冠心病的独立危险因素。

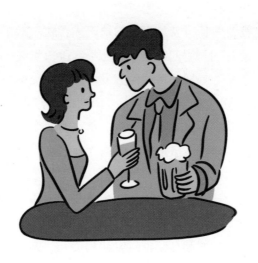

血脂在血液循环中以脂蛋白的形式转运，脂蛋白主要分为乳糜颗粒、低密度脂蛋白和高密度脂蛋白，而各种脂蛋白导致冠心病的程度不尽相同。一般认为，富含甘油三酯的脂蛋白原则上不具备导致动脉粥样硬化的作用，但是低密度脂

蛋白和胆固醇却能导致动脉粥样硬化。为心脏供血的冠状动脉出现粥样硬化，致使血管管腔狭窄而导致心肌细胞供血不足，则会导致冠心病的出现。因此，冠心病的患者，我们主张在戒酒的基础上，服用"他汀"类的调脂药物，降低低密度脂蛋白和胆固醇，从而保护心脏血管。

3. 饮酒与糖尿病

糖尿病的发病与多种因素相关，主要与遗传因素及后天生活方式密切相关。其中，饮酒在一定程度上会增加糖尿病的发病概率。糖尿病是一组以慢性高血糖为主要临床特征的临床综合征，多伴有胰岛素绝对缺乏或者胰岛素作用障碍，可以单独或者同时引起糖类、脂肪类、蛋白质类、水和电解质代谢的紊乱。糖尿病可同时并发多种急、慢性并发症，急性并发症如糖尿病酮症酸中毒、糖尿病高渗性昏迷、低血糖，而慢性并发症以大血管病变、小血管病变、周围神经病变为主。其中对于心脏的影响，以大血管病变为主，即影响为血管供血的冠状动脉。

糖尿病对于大血管的损伤，主要与以下几个方面相关。第一，胰岛素抵抗综合征导致大血管病变。糖尿病，尤其是 2 型糖尿病，与胰岛素抵抗密切相关。胰岛素抵抗综合征可以引起脂肪代谢紊乱，导致血浆胆固醇、低密度脂蛋白等浓度升高而加快动脉粥样硬化的进程，并可引起纤溶系统出现异常，致使血管内容易形成血栓。其二，炎症和免疫反应引起大血管的病变。由于糖尿病的发病与自身免疫密切相关，故而糖尿病患者自身存在炎症和免疫反应，相关的炎症因子加速了动脉粥样硬化。其三，血管内皮细胞的损伤导致大血管病变。内皮细胞是糖尿病血管病变的靶细胞之一，糖尿病通过多种发机制导致内皮细胞功能异常，产生多种化学物质，从而导致血管内皮细胞的损伤，从而产生血栓，而导致冠心病的产生。因此，糖尿病是冠心病非常常见的基础疾病，多引起冠状动脉多支、多处的严重狭窄病变。而饮酒，又会诱发糖尿病的急性并发症，如糖尿病酮症酸中毒、低血糖等，从而加重冠心病的症状，甚至诱发心肌梗死，严重威胁患者的生命安全。

4.饮酒与高血压病

多项研究表明，饮酒对会增加高血压病的发生率，饮酒量与血压水平呈线性相关，饮酒量越大，血压水平越高，尤其与收缩压的相关性更高。心脏与血管是高血压损害的主要靶器官，长期的高血压会引起心脏负荷的增加。而长期的压力负荷增高，及体内相关因子如儿茶酚胺类物质都会刺激心肌细胞肥大，并伴有间质纤维化，从而导致左心室的肥厚与扩张，进而形成高血压性心脏病。左心室肥厚往往会使冠状动脉血流储备下降，因此，在耗氧量增加的情况下，伴有高血压病的心脏病患者，更容易引起心内膜下的心肌缺血，从而诱发心绞痛。而高血压病患者多合并冠状动脉粥样硬化和微血管病变。

5. 饮酒与心肌代谢

长期大量饮酒，人体的肝脏无法完全代谢酒精（乙醇），代谢形成大量的乙醛，而有研究表明，乙醛对人体的毒性和危害性性比酒精（乙醇）大，它对于心肌细胞的正常代谢和发挥正常的生理功能有着巨大的影响，可以引起心肌细胞的凋亡和坏死，从而导致酒精性心脏病的发生。酒精性心脏病是指，长期大量饮酒，摄入体内的酒精及其代谢产物乙醛等对心肌产生毒害作用，使心肌代谢和组织学异常，导致心肌收缩力减低，心功能下降，戒酒后可部分恢复或痊愈的疾病。酒精性心脏病的发生，主要是因为酒精的代谢产物乙醛影响了心肌细胞的正常代谢。

首先，酒精是有机物，是脂溶性的物质，而我们的心肌细胞膜是脂肪。大量饮酒后，酒精会侵袭我们的细胞膜，影响细胞的完整性，破坏心肌细胞正常细胞器如线粒体等，不仅影响心肌细胞的正常代谢，还会导致心肌细胞程序性的死亡，即细胞凋亡。正常的心肌细胞凋亡后，被没有收缩能力的纤维组织所替代，这就形成了我们平时所谓的"心肌重构"。这会导致我们的心脏体积不断扩大，心室越来越厚，但工作能力却日渐下降，心衰随之而来。

其次，大量饮酒会导致心肌细胞正常代谢的一些微量元素出现问题。长期大量饮酒可导致体内维生素 B_1 大量丢失，引起维生素 B_1 缺乏，引起一些代谢的问题，而令患者出现心力衰竭症状，如活动之后感觉到胸闷、呼吸困难，甚至晚上不能平卧睡觉等。此外，大量饮酒还会引起心肌细胞钙离子功能的异常，导致心肌收缩力下降，从而加重患者心衰的症状。故而，心衰的治疗，不论基础疾病，戒酒都是至关重要的一环。而针对酒精性心脏病的患者，在戒酒的基础上，建议补充维生素 B_1，有利于病情的康复。

综上所述，虽然少量饮酒确实有些许防止血小板聚集、抑制动脉粥样硬化细胞因子的作用，但是酒精一方面会增加心脏病发病的基础疾病，诸如高血压、糖尿病、高脂血症等，另外一方面，酒精会直接损伤心肌细胞，引起心肌重构而导致酒精性心脏病而引起或者加重心衰。此外，饮酒也可以引起心肌电重构、加快心率，而导致心脏病诸如心绞痛或者心衰的发作，甚至心律失常如心房纤颤的发生。因此，饮酒之于人体，弊大于利，健康 "心" 生，始于戒酒。

（赵文博）

第六节　蔬食没有胆固醇

众所周知，高胆固醇血症是导致动脉硬化，冠心病、脑卒中等心脑血管疾病的重要因素，因此在 2015 年之前，美国膳食指南建议每天胆固醇摄入不要超过 300 毫克（相当于 1.5 个鸡蛋）。但最新的膳食指南不再对胆固醇摄入量进行控制，真的不需要控制吗？显然不是，2016 年发表的《美国

2015-2020 年膳食指南最终版本》写了一句这样的话："每个人应当尽量避免从食物中摄取胆固醇。"

那么什么是胆固醇？胆固醇存在在哪里呢？

胆固醇最早由动物的胆石中分离出来，是哺乳动物中主要的甾体类化合物，在基本的细胞生命活动中起到重要作用。胆固醇广泛存在于动物体内，尤以脑及神经组织中最为丰富，在肾、脾、皮肤、肝和胆汁中含量也高。其溶解性与脂肪类似，不溶于水，易溶于乙醚、氯仿等溶剂。胆固醇是动物组织细胞所不可缺少的重要物质，它不仅参与形成细胞膜，而且是合成胆汁酸，维生素 D 以及甾体激素的原料。

胆固醇在血液中存在于脂蛋白中，其存在形式包括高密度脂蛋白胆固醇、低密度脂蛋白胆固醇、极低密度脂蛋白胆固醇三种。在血中存在的胆固醇绝大多数都是和脂肪酸结合的胆固醇酯，仅有 10% 不到的胆固醇是以游离态存在的。高密度脂蛋白有助于清除细胞中的胆固醇，故常称其为"好胆固醇"。而低密度脂蛋白超标一般被认为是心血管疾病的前兆，常称其为"坏胆固醇"。血液中胆固醇含量每单位在 140~199 毫克，是比较正常的胆固醇水平。

根据《细胞生物学》（翟中和主编）等资料的表述："胆固醇也是人体所必需的，但血液中胆固醇过多，可能引发心脑血管疾病。"

因为胆固醇的必需性，所有动物，包括人，可以合成自身所需的胆固醇。如果摄入过多胆固醇，势必造成体内胆固醇升高的风险。而血浆胆固醇含量增高是引起动脉粥样硬化的主要因素，动脉粥样硬化斑块中含有大量胆固醇，是胆固醇在血管壁中堆积的结果，有此可引起一系列心血管疾病。

饮食中胆固醇摄入并不是血液中胆固醇的主要来源，但控制饮食中胆固醇的摄入（避免摄入过多胆固醇）仍然是防治血脂异常、高血压、冠心病、动脉粥样硬化等心脑血管疾病的重要措施。

在《中国居民膳食指南科学研究报告（2021）》指出："超重肥胖及膳食相关慢性病问题日趋严重"。

根据《中国居民营养与慢性病状况报告（2020 年）》显示，6 岁以下和 6~17 岁儿童青少年超重肥胖率分别达到 10.4% 和 19.0%。18 岁及以上居民超重率和肥胖率分别为 34.3% 和 16.4%。成年居民超重和肥胖率已经超过一半（50.7%）。从 2000-2018 年成人超重和肥胖率的变化趋势来看，肥胖率上升速度大于超重率的增长；农村人群超重率和肥胖率的增幅高于城市人群。超重是指 BMI 为 24.0~27.9 kg/m^2，如果超过 28 kg/m^2 就属于肥胖。肥胖指体内脂肪堆积过多和分布异常，肥胖常伴有多种代谢异常，是高血压、糖尿病、心脑血管等疾病的重要危险因素。18 岁及以上成人高血压患病率为 27.5%。糖尿病患病率为 11.9%，高胆固醇血症患病率为 8.2%。这些慢性病与长期膳食不平衡和油盐摄入过多密切相关。调查发现前十位常购买的菜肴多为油炸食品和动物类菜肴，全谷物、深色蔬菜、水果和大豆类摄入不足。而增加全谷物、深色蔬菜、水果和大豆类摄入，可以降低全因死亡风险，降低心血管疾病的发病和死亡风险。汇总多项研究的Meta 分析结果表明，每增加 80 g/d 蔬菜摄入，心血管疾病的发病风险降低 13%，脑卒中的死亡风险降低 13%，冠心病的死亡风险降低 16%。而过多摄入畜肉可增加 2 型糖尿病、肥胖、直肠癌的风险。

而人体排泄胆固醇的主要途径是通过胆汁，肝脏利用胆固醇合成胆酸，胆酸随胆汁排入胃肠道参与脂肪的消化，之后，一部分胆酸代谢产物被重新吸收回血液"废物利用"，另一部分胆酸代谢产物则随粪便排出体外。膳食纤维的作用就是吸附更多的胆酸代谢产物，使之排出而不是重新回收利用。这样，肝脏"只好"利用更多的胆固醇合成胆酸以补充胆酸的丢失。大量研究证实，增加膳食纤维的摄入具有降低胆固醇的明确作用。

最重要的原因是因为植物性食物不含胆固醇，也就是蔬食没有胆固醇。

植物存在结构上与胆固醇十分相似的物质——植物固醇。植物固醇无致动脉粥样硬化的作用。在肠黏膜，植物固醇（特别是谷固醇）可以竞争性抑制胆固醇的吸收。

植物固醇又称植物甾醇，属于植物性甾体化合物。是以游离状态或与脂肪酸和糖等结合的状态存在的一种功能性成分，广泛存在于蔬菜、水果等各种植物的细胞膜中，主要成

分为 β-谷固醇、豆固醇、菜籽固醇1和菜籽固醇2，总称为植物固醇。

植物固醇含量较高的植物食物包括植物油类、坚果种子类、豆类等。植物油中植物固醇含量以玉米胚芽油最高，其次为芝麻油；坚果种子类中开心果含量最高，其次为黑芝麻；豆类中以黄豆含量最高，其次为青豆；蔬菜水果及薯类中植物固醇含量较低。

植物固醇是植物中的一种活性成分，对人体健康有很多益处。研究发现，植物固醇有降低血液胆固醇、防治前列腺肥大、抑制肿瘤、抑制乳腺增生和调节免疫等作用。国内外研究表明，植物固醇在肠道内可以与胆固醇竞争，减少胆固醇吸收，有效地降低高脂血症患者血液中的"坏"胆固醇（包括总胆固醇和低密度脂蛋白胆固醇）含量，而不影响血液中的"好"胆固醇（高密度脂蛋白胆固醇），对高血脂患者有很好的降脂效果。据统计，膳食中植物固醇摄入量越高，人群罹患心脏病和其他慢性病的危险性越少。

很多国际组织和学者都建议摄入含植物固醇高的食物，以减少冠心病等慢性病的发生。我国《中国居民膳食指南科学研究报告（2021）》建议里也强调植物性食物为主的膳食结构。

植物固醇对人体十分有益，是一种自然存在于植物的化合物，但是大多数人通过正常饮食所摄入的植物固醇的量是很少的。

植物固醇的益处有哪些呢?

降低胆固醇:植物固醇可以降低血液中低密度脂蛋白胆固醇,而对高密度脂蛋白胆固醇没有影响。研究表明,经常吃植物蛋白的人,比对照组的胆固醇平均降低 12%。它可阻断食物中胆固醇的吸收;减少来自自身肝脏的胆固醇的再吸收,对防治心脏病也有好处。

抗癌作用:植物固醇进入人体后,能较多地被肠吸收,从而降低胆固醇,可抑制癌细胞分化,刺激癌细胞死亡。研究表明,谷固醇、豆固醇和菜油固醇的摄入量与胃癌的发生呈负相关。食用高植物性脂肪的日本人群乳腺癌的发病率低,而食用高动物性脂肪的西方人群乳腺癌发病率较高。且由于亚洲男性日常生活中摄入大量的植物固醇,其前列腺癌发病率低于食用大量动物胆固醇的西方人。防治前列腺疾病:通过调整膳食结构是防治前列腺疾病的一个重要方法。研究发现,与安慰剂组相比. 植物固醇可以改善良性前列腺增生患者泌尿系统症状,其效果与非那司提(治疗良性前列腺增生药物)相同。200 例良性前列腺增生患者每天服用 60 mg 的谷固醇后,临床症状改善,尿流量增大。350 例良性前列腺增生患者服用谷固醇 6 个月后,排尿速度增加且痛苦感减轻。良性前列腺增生可能与年龄和睾丸激素有关,年轻男性睾酮水平很高且很少发生良性前列腺增生,老年男性睾酮水平降低而良性前列腺增生发病率很高。所以对于中老年男性除注意食物中植物固醇的摄入外,还可适量的服用谷固醇，这样既可以降低胆固醇的水平，又可以预防前列腺疾病的发生。

其他作用：植物固醇可以降低体内 C- 反应蛋白水平植物固醇还具有抗氧化的作用，用谷固醇取代人类角质化细胞膜中的胆固醇，研究谷固醇对细胞中由紫外线介导产生脂质过氧化物的影响，发现谷固醇可以使脂质过氧化物降低 30%。植物固醇还具有消炎、抗病毒、调节体内激素和调节代谢的作用。

植物性食物不仅因为没有胆固醇，还能阻止人体对外来胆固醇的吸收，减轻身体负担。所以膳食指南推荐饮食应该以植物性食物为主。

在植物性饮食中，蔬果谷豆中植物固醇的含量如何呢？

在植物性饮食中，谷类面粉中植物固醇的含量远高于大米，每 100 克小麦面粉中植物固醇含量平均为 59 毫克。加工越精细，植物固醇含量越低，即全麦粉 > 标准粉 > 富强粉 > 饺子粉。每 100 克不同品牌和产地的大米，其植物固醇含量大致相同，平均为 13 毫克。杂粮如紫米、薏仁米、荞麦米、青稞、小米、玉米等的植物固醇含量较高，平均在 60 毫克以上。

豆类中植物固醇含量比谷类高，每 100 克黄豆中植物固醇含量超过 100 毫克，黑豆和青豆中植物固醇含量也较高。豆腐是最常见的豆制品，每 100 克豆腐植物固醇含量平均达 30 毫克。豆浆虽水分多，但植物固醇含量也达到 7 毫克。

　　植物油是植物固醇含量最高的一类食物。以常见的植物油为例，每 100 克大豆油中植物固醇含量约 300 毫克；花生油约 250 毫克；芝麻油和菜籽油为 500 毫克以上；玉米胚芽油中含量最高，可达到 1000 毫克以上。可以说，植物油是膳食中植物固醇的一个重要来源。

　　虽然植物油含植物固醇很高，但是植物油摄入过多，也会导致热量过剩，增加肥胖、心血管疾病等慢性病的发病率。所以，不要盲目增加植物油的摄入量，以求获得更多的植物固醇。

　　蔬菜水果是每天膳食中的重要食物来源，不仅提供了丰富的维生素和纤维素等营养物质，还能提供植物固醇。蔬菜中，菜花、西兰花、油麦菜等植物固醇含量高，冬瓜、茄子、柿子椒等植物固醇含量较低。水果中，如橙子、橘子、山楂等植物固醇含量较高，西瓜、香瓜等植物固醇含量较低。

　　无论是增加维生素、矿物质摄入量还是增加植物固醇摄入量，大家应多吃蔬菜和水果，可选择菜花、橙子等植物固醇含量高的食物。

（李志）

第七节　合理的心脏饮食

　　老话说，"民以食为天"。说明"吃"对于我们的重要性。随着国家的经济发展，人民生活水平的提高，我们实现了从"吃饱"到"吃好"的飞跃。但是"吃好"之后，新的问题也出现了。近年来，心血管疾病的患病人数急剧上升。而不合理的饮食是导致心血管疾病急剧升高的主要原因。2017年我国冠心病、脑卒中等心血管疾病的死亡人数达到438万人，其中有263万心血管疾病的死亡和饮食因素有关，相比较2007年增加了38%。今天主要给大家科普一下，为了预防心血管疾病，如何进行合理的饮食？健康人群怎么做？老年人及本身心血管病风险升高的人又要怎么做？随着现代生活的进步，人们患心血管疾病的概率逐渐增大，心脏疾病的发生主要是与人们日常生活压力过大、精神过度紧张、情绪焦虑、烦躁不安、日常不注意合理饮食、经常暴饮暴食等这些因素有关，我们应尽早了解心脏病的饮食方法，那么，心脏病患者都有哪些合理的饮食方法呢？合理的心脏饮食应坚持以下原则。

　　第一，首先要注意养成良好的日常饮食习惯，均衡营养，避免喝咖啡、浓茶等危害身体健康的饮料，咖啡中的一些物质很容易造成心脏病患者疾病加重，甚至危及生命。因此要注意尽量少喝咖啡，才能有效预防心脏病的发作，减轻症状。第二，在日常生活中要多吃一些新鲜的蔬菜、水果等补充维生素，多吃一些膳食纤维含量高的食物，如豆制品、牛奶、鱼类等，经常吃鱼的人患心脏疾病的概率非常小，因为鱼中含有一种特殊的脂肪酸，可以有效预防心脏疾病的发生，对心脏病患者来说是一种健康补品。第三，要注意戒烟戒酒，长期吸烟的人心脏跳动速度会加快，血压明显升高，心肌耗氧量增加，很容易导致血管发生痉挛，引发心脏病的症状，而过量喝酒的人会对心脏造成严重的负担，很容易引发心律失常，长期喝酒的人容易发生动脉粥样硬化，严重威胁身体健康。第四，避免吃一些辛辣、油腻等刺激性的食物，要注意合理饮食，补充营养，在日常生活中要加强体育锻炼，增强体质，增强机体抵抗力和免疫力，心脏病患者也不能运动过度，这样很可能加重对心脏的负担，平时生活中可以通过散步、打太极拳等方式做一些简单的体育锻炼，一旦出现心悸心慌等症状要及时停下来休息。我们在日常生活中应尽早了解心脏病的合理饮食方法，并且按照以上几种方法积极去做，这样才能有效控制心脏病的症状，同时在饮食方面要注意限制钠盐的摄入，少吃一些脂肪含量过高和胆固醇含量过高的食物，可以多补充膳食纤维素，补充维生素，这样才能有效控制心脏病的发生。

那么，合理的心脏饮食具体应该怎么做呢？

一、地中海饮食和 DASH 饮食介绍

地中海饮食和降压饮食是西方国家推崇的健康的饮食模式，这种饮食模式可以预防和治疗高血压、血脂异常、糖尿病、控制体重等。

1. 地中海饮食

提倡多摄入新鲜蔬菜和水果（特别是绿色蔬菜）、全谷物和鱼类；少量的红肉；用低脂或者脱脂乳制品代替高脂乳制品；使用橄榄油、坚果等。

2. DASH 饮食

提倡低饱和脂肪酸和胆固醇，也提倡多摄入蔬菜和水果、低脂乳制品、全谷物、禽肉、鱼和坚果，低盐、少摄入甜食、含糖饮料、红肉等。

二、适合中国人的饮食模式

适合中国人的饮食模式特点：食物的品种尽量做到丰富多样（如有可能，摄入 12 种以上食物），其中以谷类食物为主，多吃蔬菜水果、奶类和大豆，适量鱼、禽、蛋、瘦肉，减少盐和油的摄入，限制糖和酒，经常饮茶。

我国大样本的研究通过 6~15 年的随访发现，成年人保

持摄入蔬菜水果 ≥ 500 克 / 天、鱼 ≥ 200 克 / 周、豆制品 125 克 / 天、红肉 < 75 克 / 天和茶 ≥ 50 克 / 月。以上 5 个要求只要能够保证坚持 2 个及以上，就能够预防 5.1% 的心血管疾病的发生。如果再加上不吸烟、合适的体重及坚持运动，可以预防 17.4% 的心血管病。具体的建议如下：

1. 谷薯类

谷薯类含有丰富的碳水化合物、矿物质、B 族维生素、膳食纤维等，是我国传统膳食结构的重要特征。但是近年来，我国居民谷薯类摄入减少，肉类食物摄入增多。研究表明，增加谷薯类的摄入，有利于降低 2 型糖尿病及心脑血管疾病的发病和死亡风险。

建议：每天摄入谷薯类 250~400 克，其中包括全谷物和杂豆类 50~150 克，薯类 50~100 克。建议每餐有谷类，烹调时"粗细搭配"，如大米和糙米、杂米（小米、玉米、燕麦等）及杂豆（绿豆、红豆、芸豆等）搭配使用。

2. 蔬菜和水果

摄入水果具有心血管的保护作用。研究表明，每天摄入蔬菜水果 200 克可以降低心血管病、癌症和全因死亡风险。

建议：建议每天摄入 300~500 克新鲜的蔬菜（其中深色蔬菜占一半），每天摄入 200~350 克新鲜水果，果汁不能代替新鲜水果。

3. 鱼肉

鱼肉富含优质蛋白，而且饱和脂肪酸的含量低，不饱和脂肪酸的含量丰富。纳入中国、日本研究的荟萃分析表明，相对于较少或者不摄入鱼肉的人，增加鱼类的摄入能够降低心血管病发病、死亡及全因死亡风险。

建议：鱼肉摄入每周 300~525 克，为了减少营养的丢失，采用煮、蒸等非油炸烹调方法为主。

4. 禽畜肉类

在烹饪前，呈现红色的肉，叫作红肉。如猪肉、牛肉、羊肉、兔肉等。红肉中脂肪含量比较高，而且以饱和脂肪酸为主。研究表明，红肉摄入与心血管代谢疾病、全因死亡风险增加存在关联。

建议：每天摄入禽畜肉 40~75 克为宜，红肉不宜过多。

5. 蛋类

蛋类富含优质的蛋白质、维生素和矿物质，但是同时蛋黄中胆固醇含量也比较高。因此，关于鸡蛋与心血管病、糖尿病发病风险关系的结论国内外研究结论不一致。我国慢性病前瞻性研究，平均跟踪随访 8.9 年，认为每天吃不超过 1 个鸡蛋（每周 5 个鸡蛋）可以降低心血管病风险。中国动脉粥样硬化心血管病风险预测研究（China-PAR）通过我国 15 个省 10 万多人的长期随访，认为适量食用鸡蛋（3~6 个 / 星期）的全因死亡和心血管风险最低。韩国的一项研究表明，2 型糖尿病患者增加鸡蛋摄入，会导致心血管疾病风险升高；而没有糖尿病的人，则没有这方面的关联。

建议：健康的成年人，每周吃 3~6 个鸡蛋是比较合适的。而胆固醇高的人和心血管病风险高的人，每天胆固醇的摄入量少于 300 mg（一个鸡蛋黄的胆固醇含量）。如果吃了其他富含胆固醇的食物，则鸡蛋要相应减少。

6. 奶类和乳制品

奶类等乳制品是钙和蛋白质的重要来源。我国的 China-PAR 研究大约 10 万人的长期研究数据表明，与从来不喝牛奶的人相比，每天喝牛奶 150~300 克的人心血管病发病和死亡风险分别降低 23% 和 19%。如果每天饮用牛奶超过 300 克，心血管病的发病风险进一步降低，分别降低 41% 和 48%。另有我国研究发现，每天摄入牛奶（150~250 克）有助于改善空腹血糖、腰围和体重指数，降低 2 型糖尿病的发病风险。国外的研究也表明，增加奶制品可以降低高血压、糖尿病、脑卒中的死亡风险。

建议：建议摄入不同种类的奶制品，大约每天 150~300 克左右。

7. 大豆和坚果

大豆富含蛋白质、膳食纤维、钾、钙等营养物质。研究表明，大豆蛋白具有降血压的作用，食用豆制品有助于降低心血管病发病风险和全因死亡风险。

建议：经常食用豆制品，每天食用大豆 25 克（相当于南豆腐 125 克）。

坚果富含多不饱和脂肪酸、蛋白质、矿物质等营养元素，适量摄入坚果有助于降低心血管病（冠心病和脑梗死）的发病风险和全因死亡。

建议：每周适量食用坚果 50 ~ 70 克。

8. 茶、含糖饮料和咖啡

喝茶能够降低心血管疾病的风险，多项研究表明，每天喝茶的人患心肌梗死和脑梗死的风险比较低。每周 ≥ 3 次，每月茶叶消耗量 ≥ 50 克的人患心血管病的风险更低。每天饮茶 ≥ 4 杯，糖尿病的风险降低 20%。但是由于喝茶影响人体铁的吸收，而且睡前喝浓茶导致兴奋影响睡眠。

建议：适量饮茶，每月茶叶消耗量为 50~250 克，以绿茶为佳。

关于含糖饮料：含糖饮料喝多了增加肥胖、糖尿病和心血管病的风险。而添加了人工甜味剂的饮料也有同样的健康风险。因此，建议少喝或者不喝饮料。

关于咖啡：关于咖啡和心血管病的研究主要是关于西方人群的，大多数认为适量饮用咖啡对心血管有保护作用，以每天 1~4 杯最好，而且为了不影响食物中钙、铁、维生素 B_6 的吸收，喝咖啡和吃饭最好间隔 30 分钟以上。

9. 关于钠盐的摄入

老年人、女性、血压偏高、代谢综合征的人群对盐更加敏感。减少钠盐的摄入，不仅可以预防高血压，也有助于降低心血管发病和死亡的风险。每天摄入多少食盐合适？以前讲的是每天 < 6 克是合适的。2019 年 7 月国家卫健委发布的

"健康中国行动"，提倡每人每天小于 5 克。

10. 辣椒

研究表明，吃辣有助于增加盐味觉，也就是说，吃辣可以减少盐的摄入量，从而达到降低血压、降低心血管疾病的目标。我国的研究表明，与不常吃辣（＜1 天/周）相比，常吃辣食者（6~7 天/周）的全因死亡风险和缺血性心脏病的风险分别下降 14% 和 22%。

11. 复合维生素和脂肪酸

目前没有研究证据表明，服用复合维生素可以降低心血管疾病的风险。另外，补充维生素 D 对于预防心血管疾病也是没有效果的。单独补钙的话还有可能增加冠状动脉钙化的风险，增加脑梗死的风险。

建议：通过食物补充各种维生素为主，不建议单独服用药物补充维生素，孕妇例外。

对于脂肪酸，建议多食用富含不饱和脂肪酸的食物，如鱼、菜籽油、橄榄油等。食用油每天不超过 25 克（2 瓷勺左右）。选择多品种的食用油经常地调换。

以上主要是针对健康的成年人，65 岁以下人群而言的。健康合理的饮食，可以避免心血管疾病的发生。这是属于"治未病"的范畴，属于心血管疾病的一级预防——在没有发生疾病的情况下预防疾病发生。

（李姿蓉）

第八节　心脏病吃几分饱为好

以前生活条件相对较差，吃的也没现在多，胃除了消化外，还发挥着储备的功能。现在人们则是顿顿吃得好又饱，还时不时吃点零食，消化系统很容易长期超负荷，引发一系列的健康问题，如肥胖、胃部炎症、肠道疾病、老年痴呆、心血管疾病，甚至癌症都可能接踵而至！吃太多，真的会导致很多健康危机；而反观适当吃得少，则有越来越多的研究表明其或可长寿。

少食，真的更长寿。英国伦敦大学学院健康老化研究所研究发现，食量减少 40% 可能让寿命延长 20 年！而对于心脏病患者，以吃七～八分饱为宜。

一、少食长寿的原因有哪些？

1. 帮助预防肥胖

曾经发表在《Cell Metabolism》杂志上的一篇研究显示：通过热量限制，人或许就不会那么早死。实验过程中，研究人员对受试者进行了代谢测量和氧化应激测量，结果发现：热量限制组成员 2 年后平均每人体重减少 18 斤，而热量不限组体重基本不变。也就是说少吃，能预防肥胖，还能帮助减肥。近几年，全球肥胖形势愈加严峻，而且脂肪超标与 13 种癌症的发生有关，全球每年"胖死"的人至少 280 万！所以，适当少吃能对身体产生长远的积极影响，尤其是对于心脏病患者。

2. 减少氧化应激，延缓衰老

心脏病的发生发展和氧化应激密切相关。食物进入人体后会转化为能量，但同时也会产生代谢副产物——氧自由基。当它无法被体内防御机制及时清除，在体内积累过多，就易导致"氧化应激"反应，不仅容易导致炎症，还会诱发基因突变、蛋白质变性和脂质过氧化，最终对细胞和组织造成损伤，加速人体衰老及病变风险。另外还有研究发现，糖尿病、帕金森、高血压等慢性疾病，还有癌症风险都与氧化应激有关。而适当限制热量，可促进身体更有效地利用能量，有助于减少氧化应激。

3. 降低衰老过程中的炎症水平

心脏病的发生发展和炎性反应亦紧密相连。中国科学院大学教授曲静在一项最新研究中发现，通过热量限制可以系统地抑制衰老过程中炎症反应的增加。细胞在衰老的过程中会分泌大量炎性因子和趋化因子，如白介素 6 和白介素 8 等，产生慢性炎症反应。而长时间的慢性炎症反应会导致包括动脉硬化、关节炎、老年痴呆、帕金森病等衰老相关疾病的产生。也就是说，适当少食能帮助降低上述疾病在衰老过程中的发生风险。

4. 预防老年痴呆

饱食后，大脑中的一种因子——纤维芽细胞会增长数万倍，造成大脑皮质血氧供应不足、脑组织萎缩及脑功能退化，最终出现痴呆而减少寿命。有数据显示，约 30%~40% 的老年痴呆患者，在青壮年时期都有长期饱食的习惯。所以，适当少吃对大脑也有好处。少吃≠吃太少，七分饱刚刚好，"少食"也是有科学定义的，大概吃到七分饱就够了。那怎样才叫"七分饱"呢？——胃里面还没有觉得满，但对食物的热情已经有所下降，主动进食速度也明显变慢。如果在这个量停下进食，人既不会提前饥饿，也不容易肥胖。但有些人一不小心就吃多了。

二、到底怎么才能更好地做到"七分饱"呢？

1. 进食顺序

吃饭的顺序能影响你的进食量，也就能限制热量摄入了：

第一步，先喝汤：这里指的不是鸡汤、肉汤、奶油汤等高热量、高脂肪的汤，而是指清淡的蔬菜汤。能量低，还能占一点胃的体积，减少进食量，又能刺激胃酸分泌，利于食物消化。

第二步，吃蔬菜：蔬菜富含膳食纤维，也能进一步增加饱腹感，而且还能延缓人体对碳水、脂肪的吸收。

第三步，吃肉类：汤和菜下肚，已有三分饱，此时吃些瘦肉、鱼肉、鸡肉等，补充蛋白质。更建议选择脂肪低、蛋白高的瘦肉、鱼肉等。

第四步，吃主食：除了米饭、馒头，还可以吃点杂粮粥、玉米、番薯等，补充碳水化合物。

2. 吃饭习惯

此外，吃饭的时候还要养成几个小习惯。

（1）细嚼慢咽：吃饭最好细嚼慢咽，时间应该不少于20分钟。因为胃部把"吃饱的信息"传递给大脑需要一定的时间，如果吃得太快，大脑来不及接收到信息，就容易出现吃撑的状况。

（2）进餐时间有间隔：两餐间隔4~6小时，让胃部有充分的时间来消化上一顿的食物，这样不至于没胃口，也不至于饿过头。

（3）饥饿时适当加点餐：人在极度饥饿的时候容易吃过多的食物，很容易就吃过饱，如果感到饥饿了，这个时候可以先喝杯酸奶、吃点水果或一小把坚果垫垫肚子，相对更容易控制进食量。

三、不小心吃多了，又怎么办呢？

面对美食的诱惑，并不是每次都能忍住，特别是年轻人。偶尔不小心吃多了，该怎么办呢？

1. 揉揉肚子

以肚脐为中心，按顺时针方向，稍用力缓缓推摩腹部，至左下腹（结肠部）可稍稍加力。揉肚子能够促进肠胃蠕动，起到帮助消化的作用。但不要刚吃完饭就揉。

2. 靠墙站

（1）后脑勺贴墙，下巴保持水平，头部稍微往后倾斜；

（2）肩胛骨紧贴墙面，保持两肩同高，手臂自然下垂；

（3）臀部肌肉往内侧夹紧，收缩大腿内侧肌肉；

（4）小腿肚贴墙，双脚并拢，脚后跟贴墙。

靠墙站看似简单，却有助于燃烧热量，减少脂肪堆积。饭后可坚持站 15~30 分钟，初练者可先坚持 5 分钟，然后逐渐增加时间。

（李姿蓉　李嘉婧）

第六章

人是可以被"气"死的
——避免"病由心生"

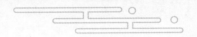

第一节 百病生于"气"

俗话说:"三分治疗,七分调养",人们必须重视病后的康复。尽管病后康复千头万绪,但中医认为,调养的关键是"养气"是最关键的。"正气存内,邪不可干""邪之所凑,其气必虚",疾病痊愈与否,要看机体能否驱逐人体内的邪气,而邪气的去留,又取决于正气的强弱,即人体的康复能力。

一、什么是"气"?

中医认为,"气"既是构成身体的物质,也是维持生命活动的最基本物质。对于人体而言,"气"是无形的,可感知而无法看到,正常状态下,是布散全身,无所不在的。也无时无刻不在周身运动,推动人体一切的生理机能,具有温煦机体,防御外邪,固摄精微等多种作用。

正是由于"气"是广泛分布在全身无所不在,所以无论外感六淫之邪,还是内伤情志之郁,或者是不内外邪,都能引起"气"的机能失调,导致脏腑经络功能的紊乱,从而发病。所以"气虚""气机失调"是大多数疾病的原因所在。

二、九气为病

《素问·举痛论》："帝曰：善。余知百病生于气也。怒则气上，喜则气缓，悲则气消，恐则气下，寒则气收，炅则气泄，惊则气乱，劳则气耗，思则气结，九气不同，何病之生？"

在这篇文章里，清晰地列举了怒、喜、悲、恐、寒、炅、惊、劳、思九种形式，这九种气机失调被后人统称为"九气为病"。它的宗旨，就是说明人体大多疾病，都是由于脏腑、经络的气机失调导致的。明代张景岳在它的《类经》里，给这段原文做了清楚的解说："气之在人，和则为正气，不和则为邪气。凡表里虚实，逆顺缓急，无不因气而生，故百病皆生于气"。

怒：中医认为"怒则气上"，肝气宜调达舒畅，肝柔则血和，肝郁则气逆，发怒是较为常见的情绪，中医称其为"肝气横逆，克犯脾土"，出现胁肋疼痛、肋下发闷等，经常发怒的人也易患上高血压、冠心病、胃溃疡等，《三国演义》中周瑜就是因生气吐血而亡。此外，"气有余便是火"，肝木化火容易影响肺金，出现"木火刑金"，可能加重呼吸系统疾病；因此，我们要尽量戒怒，这样才有利于健康。清代名医程国彭提出《保生四要》，有一条就是"戒嗔怒"。

喜：中医认为"喜则气缓""心主神明"，心是情志思维活动的中枢。喜是心情愉快的表现，喜可使气血流通、肌肉放松，益于恢复身体疲劳。俗话说"人逢喜事精神爽"，有高兴的事可使人精神焕发，精神舒缓。但是"过喜则伤心"，在《淮南子·原道训》中也有"大喜坠慢"阳损使心气动，出现失眠、多梦、心悸、气短、健忘等，严重者可以出现癫狂，如《儒林外史》中描写范进中举，由于悲喜交集，忽发狂疾的故事，是典型的过喜伤心病例。

悲：中医认为"悲则气消"，悲是忧的进一步发展，悲是由于哀伤而产生的一种情态，表现为面色惨淡，神气不足。忧与悲都会伤及肺，所以有"过悲则伤肺，肺伤则气消"的说法。《红楼梦》中多愁善感的林黛玉，整日郁郁寡欢、悲悲切切，最终因肺病而死，就是悲伤肺的最好的例证。

恐：中医认为"恐则气下"，恐是因精神过度紧张而造成的胆怯。惊是突然遇到事情的变故，导致精神上的紧张。如突临危难，突然打雷等，都可发生惊吓。惊恐可干扰神经系统，出现耳聋、头眩、阳痿，甚至可置人于死地，如老百姓常说的"吓死人""吓得屁滚尿流"。

寒：中医认为"寒则气收"，寒性收引，使阳气不得宣泄。寒在皮毛腠理，则毛窍收缩，卫阳闭束，出现恶寒、无汗等病。《素问·举痛论》："寒则气收"，又"寒则腠理闭，气不行，故气收矣。"

炅：中医认为"炅则气泄，炅就是热。""炅则气泄"实际上是"热则气泄"，气泄，指阳气外泄。描述的是热邪致病，易使皮肤腠理疏松，毛孔开张而多汗，导致阳气随汗液而泄的病理变化。《素问·举痛论》："炅则气泄……炅则腠理开，荣卫通，汗大泄，故气泄。"

惊：中医认为"惊则气乱"，惊的程度弱于恐。指大惊则心气紊乱，气血失调，使心无所倚，神无所归，导致心神不安，甚则精神错乱的病理变化。心主血、藏神，大惊则心气紊乱，气血失调，出现心悸、失眠、心烦、气短，甚则精神错乱等症状。《黄帝内经素问·举痛论》："惊则气乱……惊则心无所倚，神无所归，虑无所定，故气乱矣。"

劳：中医认为"劳则气耗"，劳是指过劳，过劳包括劳力过度、劳神过度、房劳过度三类。《素问·举痛论》说："劳则喘息汗出，外内皆越，故气耗矣。"劳力过度，又称"形劳"。指较长时间的过度用力，劳伤形体而积劳成疾，或者是病后体虚，勉强劳作而致病。常见如少气懒言，体倦神疲，喘息汗出等。劳神过度又称"心劳"。指长期用脑过度，思虑劳神而积劳成疾。由于心藏神，脾主思，血是神志活动的重要物质基础，故用神过度，长思久虑，则易耗伤心血，损伤脾气，以致心神失养，神志不宁而心悸、健忘、失眠、多梦和脾失健运而纳少、腹胀、便溏、消瘦等。房劳过度又称"肾劳"。指房事太过，或手淫恶习，或妇女早孕多育等，耗伤肾精、肾气而致病。由于肾藏精，为封藏之本，肾精不宜过度耗泄。若房事不节则肾精、肾气耗伤，根本动摇，常见如腰膝酸软、眩晕耳鸣、精神萎靡、性机能减退等。妇女早孕多育，亏耗精血，累及冲任及胞宫，易致月经失调，带下过多等妇科疾病。此外，房劳过度也是导致早衰的重要原因。所以，《素问·举痛论》说："劳则气耗。"

思：中医认为"思则气结"，气结，指脾气郁结。脾主运化，忧思过度，则脾气郁结，运化失常，出现胸脘痞满，食减纳差，大便溏泄等症状。平时很多人都有这样的经历，思考问题的时候不想吃东西。《素问·举痛论》说："思则气结……思则心有所存，神有所归，正气留而不行，故气结矣。"

人体是一个极其复杂的有机体，七情六欲，人皆有之，正常的精神活动，对身心健康是有好处的。但异常的精神活动，就可使情绪失控而导致神经系统功能失调，引起人体内阴阳失衡，从而引发疾病。因此，要想拥有一个好身体，就要善于情志调摄。

三、气虚及气机失调

对于人体而言，"气"失去正常的运动状态，可以分成两大部分：一是气虚，虚则不足；二是气机失调，这里的失调不同于前面所说的"气机失调"，此处的失调是指不包括气虚的其他所有不正常现象。

气虚，气虚就是气的不足，不足的原因无非两种：生化来源不足、消耗太过。生化来源不足最常见的就是脾胃虚弱，水谷精气吸收不够，也有因为肺的"主气"功能不足，得不到自然之清气；少部分情况是先天禀赋不足，如肾精不足；其次是消耗引起的不足。消耗大于生化时，"气"就会形成一种事实上的相对不足。如过劳损伤，久病重病，调养失当都可能导致气虚，"劳则气耗"就是最形象的解释。

气机失调，气机失调就是指气的升降布散异常，常见的气机失调有：气郁、气结、气逆、气陷四种，我们分这四方面简单说说：

1. 气郁

大多是由于情志不遂继而脏气不舒所致，特征有全身气机不畅，局部气机郁阻等。根据瘀滞部位的不同，其临床表现也各有不同，但"胀闷疼痛"是气郁的主要症状。

2. 气结

气结的轻者指"思则气结"引起的郁郁寡欢，气机蔽塞不通于一处，"梅核气"可能算是最常见的代表；气结的重者大多是指暴发、重度的气郁，中医的"厥证"大多属于这个范畴；临床表现有昏厥，意识不清，窒息，四肢厥冷等等。其成因大多是因为重要脏腑的气机郁结闭塞。

3. 气逆

气逆是指"应升反降，应出反入"这类气机失调。气逆很好理解，就是逆乱。当然，中医的理论，把气机妄行也归纳入气逆，例如：怒则气上，惊则气乱等前面提到的都属于气逆的范畴。

4.气陷

气陷应该是最好理解的气机失调，陷，就是陷落，这里指气机升化不足，气的运动特点出现相对静止的异常，还有一种情况，就是虽然本来是下降的气机，却下降不止，这也叫气陷。常见的症状如大小便失禁，遗精滑泄，喘气不息等。

四、情志与"气"

总之，我们发现，"怒、喜、忧、思、悲、恐、惊"七情内伤是"气机失调"最主要的病因，正如《素问·阴阳应象大论》描述："人有五脏化五气，以生喜怒悲忧恐。"这里说的是七情对脏腑的影响与伤害。结合前面所说的"九气为病"，情志对人体来说，就是脏腑机能的外在表现。所以正常的情志思维，就是正常的脏腑机能之表征。而异常、频繁的情志思维，反过来又能影响脏腑的机能，所以，中医倡导"恬淡虚无，真气从之，精神内守，病安从来?"，淡薄情志，就是让脏腑机能得到自然之理。《类经》："情志之伤，虽五脏各有所属，然求其所由，则无不从心而发"，所以，情志是由"心"所化生而来，所以调心才是调畅情志的关键。也就是说，调气必先调情志，调情志必先调心，因为"心平则气和"。

（肖长江）

第二节 心平则"气"和

一、"心平气和"是道家智慧

大多人习惯认为是外部世界左右着内部世界的感受，实际恰恰相反，是内部世界支配着我们的行为和思考，左右着我们对外部世界的理解和感知。当我们跟别人意见发生分歧时，为什么不能心平气和地表达呢？因为心原本就躁动不安，愤怒之气，躁动之心在不安的内心影响下涌动着，心不安，自然就没有了平和之气，乱气于胸，不吐不快。

古人云："涵养功夫在于养气，心平则气和。"同样的一件事，会令我们大动肝火，对于有些人却能从容应对，这就是日常涵养功夫的差别。一个人想要提高自己的涵养功夫，就要日常注重内部世界的管理，懂得如何战胜自己内心的心魔，心平复了，自然内心才会一团和气。

打坐是外部世界通向内部世界的桥梁，当我们闭上眼，关闭上耳朵，才能真正走进自己内心深处的世界。有人说我看过《道德经》，没有发现老子讲打坐这门功夫。事实上老子在《道德经》中处处都在讲这门功夫，例如，老子说："致虚极，守静笃，万物并作，吾观以复。"何谓致虚极？心要虚空到极致，了无牵挂，不被任何欲念干扰，这才是静心。何谓守静笃？心神守一，专注到忘却身心的程度，一尘不染的境界。心虚空，静笃到极致后，万物才会顺道而生，开始发展变化，这便是万物并作，我观以复的道理。

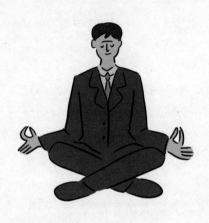

　　老子讲："载营魄抱一，能无离乎？专气致柔，能如婴儿乎？涤除玄鉴，能无暇乎？"这三点同样讲的是打坐功夫。当我们进入内心世界后，能不能心神合一，魂魄交融在一起呢？虚空静笃到极致后，我们的呼吸能不能柔婴儿一般轻柔呢？面对内心的杂念妄想，我们能不能做到一尘不染呢？是不是只要闭上眼打坐，就能进入"道"的世界呢？其实还不能，我们最初打坐只是从外部的世俗世界走进了内部的世俗世界，两个世界看似不同，实际是一体的。

　　当我们还没有真正领悟"大道"时，闭上眼，进入内心这个世俗世界，只会发现自己的内心到底有多凌乱。各种欲望、想法、情绪、杂念、妄想会不断涌现，内心会躁动不安，气在心里像离弦的箭一样四处乱窜，片刻不得安静，自然体会不到"道"的妙处。"道"是世俗以外的世界，是生命最初的世界，就如刚出生的婴儿，他会因为身体的创伤疼痛，却不会因为某些事痛苦；他会有本能的需求，却不会有太多的欲望；他会接触外部的世界，外部世界却不能让他感到恐惧和忧虑。

在内心世俗世界外还有一扇我们看不到的大门，制服世俗欲望的内心，才能碰触"道"这扇门，所以，老子讲："为道日损，损之又损，以至于无为。"损便是制服心魔的过程，放下内心对世俗的执念，妄想，恐惧，忧虑，怨憎，直到内心如婴儿一样无知无识，专气致柔，才是入了"道"这个世界的大门。

二、如何做到"心平气和"？

（1）多看一些让人思想上得到平静的书。空闲的时候，不妨看看书，心理的书，宗教的书和哲学的书，这些书能够让你领悟人生，分析任何问题或者面对烦恼的时候，可以看到从未看到的角度，让人生充满智慧，处之泰然，内心得到平静。

（2）多做一些让人心平气和的活动，让自己压抑的情感平静下来。例如，书法，坐禅，瑜伽，画画，念经，接近大自然等。尤其是坐禅，是能够帮助一个人驱走烦恼，不被诱惑。

（3）多听一些让人平静的音乐，如古典乐，佛经，或者没有歌词的音乐，最好是听那些节奏比较慢的音乐，让自己处于悠闲的处境。

（4）事不关己，己不劳心，和自己无关的事情，最好是少去理会，这样我们的烦恼就会减少，不会自寻烦恼。

（5）自己的事情也要过滤，有些烦恼是在所难免，一定要去做，有些烦恼则可以避免，没有必要去做，不要去自找烦恼。

（6）凡事都要看开一点，要学会有广阔的心胸，对任何事情也不要太执着，顺其自然，这样烦恼就能够减少。

（7）自己要身在福中而知福，要知足。多想想自己的福气，小小的事情都能够是一个人的福气，如吃饭是福气，喝水是福气，走动是福气等。这样的话，自己对自己的生活就会满足，烦恼自然减少。

（8）凡事要用另外一个角度去看，生气的时候，就想想另外一个角度，也许自己能看到不该生气的一面，这样生活就能够平静了，烦恼也会减少。

（肖长江）

第七章

心病要用"心药"医

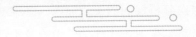

第一节　中医情志"话疗"

中医情志"话疗"是在胡大一"双心健康"理念的指导下，通过谈话影响患者情志、心态和观念，从而改变生活方式和情绪，转"苦"为"乐"，让自己身心愉悦，既是心态调节疗法，又是改变生活方式的手段。所以"话疗"并不完全等同于现代医学的心理咨询，也不完全是中医"情志疗法"完全等同，而是结合传统文化儒、释、道、中医医四家的合理内涵，搭建一架桥梁，从"社会—生理—心理—性理—命理"五个层次分析疾病的发生原因，多维度地对心血管疾病患者进行心态、生活方式评估、引导及干预，使其改变不健康的生活方式和负面的心态，对宇宙、人生、疾病换个看法、想法、说法和做法，最终帮助患者换个活法，主动正确处理各种关系如身心关系、人我关系、人与社会关系、人与自然关系等，用合理的生活方式和饮食习惯、情绪状态面对人生的种种挑战和疾病，从根本上防止"病从口入"和"病由心生"。不少患者通过"话疗"后，找到了身心和谐快乐的方法，让患者永远有一颗年轻的心脏和健康的心态，从而保持良好的生活方式及心理状态，实现"双心健康"。减少了对药物的依赖。这里重点讲讲话疗对情志、情绪、心态的干预。

1. 中医情志特点

中医都非常重视对"七情"的调摄，并且以此作为健身、益寿或治疗疾病、促进疗效的手段。

古代养生家认为最好的药不是金石草木之品，而是开心快乐，甚至是让人神清气爽的音乐，所以"药"的繁体字的"藥"是从"樂"旁，可见"快乐"或者使人愉悦的音乐本身就是最好的药。治病的良药可以通过心态调节来替代，佛家也有"行宽心和是一药，心平气和是一药，心静意定是一药，愤恨自制是一药，解散思虑是一药，恬淡宽舒是一药"的说法。心在人生理中的重要作用和心理平衡与药物治疗的辨证关系，强调了情志疗法的独特功能。在这有限的几句话中，竟用了"无邪""宽""和""平""静""定"等一连串的词来突出对心境的要求，足见"心"的地位之高了。《黄帝内经》就总结了"恬淡虚无，真气从之，精神内守，病安从来？"的调心方法，指出人们若能真正认识到宇宙人生的真相是"虚""无"，随时用一种"恬"和"淡"的态度来面对万事万物，就能在各种烦心的人和事面前保持愉悦安静、虚怀若谷的精神面貌，遇到意外事件能正确对待，自解、自语、自悟，逐步做到"心不随境转"，甚至"境随心转"的境界，从而颐养真气，祛病增寿。

2. 情志与心关系密切

清代著名医家汪昂认为"心死则身健"，就是说当一个人把内心的各种纠结、烦恼、气恨、不平等负面情绪都"掐死"了，身体就会健康了。道家《丹阳修真语录》也有"心死则神活"的表述，实际上也是提醒人们，心中不存好恶，只是感觉或者内观，便可以有神奇的效果，或者完全忘掉痛苦时竟起到了完全的治愈作用，如摔跤导致腿疼的一刹那忘掉腿，便不会疼了。明代医学家汪绮石认为将"七情"调摄与药物治疗相结合，是预防和治疗虚劳之病的根本之点。

3. 什么是心?

前面我们已经谈到过，中医的心有两个方面，一个是"心主血脉"的心脏，另一个是"心主神明"的思维心。思维心有包括两个方面："起念为心""观念为心"，看不见摸不着的心，一方面心是由无数的念头（心念）组成，念念相续是以为心，就像水由水分子组成，心由念头组成，据研究，成年人每天大约会产生 5000~7000 个念头。观念既包括对人、事、物、疾病等外在的客观存在的看法，也包括各种知识的积累和经验的总结。

心的重要性在三个方面体现：心神、心态、心性。心神就是精神意识，心态是对人和事的观点、看法和态度，而心性主要指性格和性情。很多疾病的诱因在于心神、心态和心性三个方面或其中某个方面出了问题。如很多人心态虽然不错，对名利看得也淡，但是心性不太好，性情急躁或容易发脾气，这就容易得病，有一种观点认为很多病是急出来的，还有很多病是气出来的，都有一定道理。中医认为，心态不好，对万事万物放不下，心里烦恼多，容易作"患者"，从字面上看，"患"就是心里有一串串的烦恼的人；另外心性不好的人，性急会化"火"，这就是"内火"，火多了郁积在体内容易得病，从文字来看，"炎"就是病，两个"火"组成。内火重的人中医叫作"肝火上炎"或者"肝阳上亢"，高血压患者就有这样的类型。所以有句话叫作"性格决定命运"，性格不好的人，容易当"患者"，当了患者之后，人的命运当然就不好了。

前面提到过，现代医学也早就认识到了性格与心血管疾病有着很大的联系，人类的性格分为 A、B、C、D 四型，其中冠心病患者与 A 型性格有较大的关系，什么是 A 型性格呢？A 型性格的人脾气比较火暴、有闯劲、遇事容易急躁、不善克制、喜欢竞争、好斗、爱显示自己才华，对人常存戒心等。社会进步需要这些事业心强的 A 型性格人士，但是令人遗憾的是很多有巨大社会贡献的成功人士往往因为中风、心肌梗死、癌症、车祸等原因而英年早逝。所以心理学家提出易患心脏病的人 A 型性格是有道理的。

高血压也与性子急躁也有一定关系，在《黄帝内经》认为"静则神藏，躁则神亡"，什么意思呢？就是说，一个急躁的人，心神容易耗散，耗散多了就没了，而安静的人，心神在容易收藏。所以大家都很熟悉"宁静致远"，也是提醒我们要心性宁静，才能健康长寿。平常在生活中，也发现很多性子急躁的人，走路容易摔跤，过马路容易闯红灯，开车容易出车祸，甚至容易患中风和心肌梗死，所以很多性急的人最终都不急了，因为躺在病床上动弹不得了。

在中国传统文化中，"疾"和"病"的内涵不是完全一样的。《说文解字》里对于"疾"的解释是："矢能伤人，矢之去甚速。"就是说，所谓"疾"的特点是来得快去得也快，如发热，感冒，咳嗽，拉肚子，外伤等等都可以看作是"疾"。《说文解字》对"病"的解释是："病，疾加也"。也就是说，"疾"迁延不愈，时间长了会影响病人心态，"疾"会逐渐演变成"病"，"病"字从"丙"旁，丙在五行属"火"，在五脏与"心"对应，所以中医有"病由心生"的说法。在中医看来，人的心态、情志因素是导致各种病的重要病因。对于"疾"的治疗是求医用药，对于"病"的治疗则需要更多情志开导，也就是所谓的"话疗"。"心病还需心药医"，通过医生的开导让病人远离各种烦恼，心开意解之后，很多病自然会"心空则自化"。

"心"在中医学概念中的地位是至高无上的，在《黄帝内经》认为心"为君主之官"，"心者，神之舍也"，是人体最高的统治者和最大的权利执掌者。血是人体赖以生存的物质基础，对血起主宰作用的正是心。神志，指人的精神意识，是人类区别于其他动物、独具聪明智慧表现的主要特征之一，而神志的主宰者也是心。心能藏神，在日常生活中，老百姓也有"遇事好好想想""要多长个心眼"等口头语。这些话的中心意思都是一个：心是人体主管思维的器官，既要把握全局，考虑身边的大事；又要调控情志的发生与变化，使人在波澜翻滚的思潮中正常生存。心的这一功能正常，人就表现出聪明、理智、敏捷、灵活，健康长寿的机会相对就多；反之，人就会表现出愚笨、粗鲁、迟钝、固执，疾病和灾难的发生率相对就要高些。

4. 情志"话疗"的具体方法

"话疗"是近几年心血管医生越来越重视的防治"病由心生"的方法，其实清代以前太医院设立"祝由"科就有类似的作用，顾名思义，"祝由"就是寻找病的由来，西方医学的奠基人、号称"医学之父"的希波克拉底曾经说过："医生有三宝：语言、药物和手术"，可见借助医生的语言的话疗是多么重要。其实话疗主要是通过与患者言语沟通，逐步引导患者脱离的各种烦恼，走向快乐的彼岸。生活中我们经常遇到很多的烦恼是伴随终生的，只要有烦恼就可能出现。人类的烦恼主要是来自于自私自利，如果人们能够放下自私和贪心，自然烦恼就会减少；还有些人经常诉说压力很大，其实压力也是过多地考虑个人的感受和得失造成的，如果对物质和精神欲望有所克制，降低自己对于物质和精神的追求，压力很快就会没有。我们经常听人讲，性格决定命运，心态决定成败。有些 A 型性格的人，容易生气、性急、操心，应该学会自我心性调节，每天经常提醒自己"我不应该生气""我不应该急躁""我不应该操心"等，一段时间性格就会逐步变好。

（肖长江）

第二节　减肥很重要

当今社会有一种风气，女人都爱美，爱发朋友圈，为了拍照、上镜，极大限度地追求苗条和减重。各种减肥的方法也层出不穷，结果最后导致厌食症、胃炎、胃溃疡，身体出问题的很多。而大街小巷、身边邻里四处可见男人挺着个将军肚或者小朋友胖墩墩的，憨态可掬，像个洋娃娃的样子。大家对这种情况习以为常，已经成为一种普遍的社会现象。

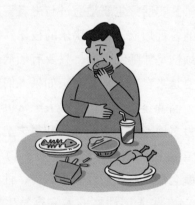

如今，全球有近三分之一的人超重或肥胖。在中国，肥胖呈爆炸式增长。目前约有 43.6% 即 6 亿的中国人超重或肥胖。肥胖已成为全世界的一大难题，那肥胖的标准是什么？您离肥胖还有多远？肥胖有什么危害？什么时候应该减肥，体重怎样才合理?

在临床上，诊断肥胖以 BMI 为标准。BMI 定义为体重除以身高的平方（kg/m^2）。针对亚洲地区人群的体质及其与肥胖相关疾病的特点，表 7-1 为 BMI 的分类标准：

表 7-1　世界卫生组织（WHO）及中国肥胖分级

体重分类	分级	体质指数 BMI（kg/m^2）		健康风险
		WHO 标准	中国标准	基于 BMI 发生并发症风险
正常		18.5~24.9	18.5~23.10	少 / 低度
超重		25.0~29.9	24~27.9	低 / 中度
轻度肥胖	Obesity class Ⅰ	30.0~34.9	28~31.9	高 / 很高
中度肥胖	Obesity class Ⅱ	35.0~39.9	32~36.9	很高 / 极高
重度肥胖	Obesity class Ⅲ	> 40.0~50	> 37.0	极高 / 极高

给大家举个例子吧。去年我一个朋友给我打电话，说他的哥哥脑梗了，到医院的时候已经一半身子不能活动了，说话也不清楚。朋友说，他每天瞎忙，你告诉我让他去体检，可他不听啊！他说自己除了胖些，没啥不舒服的，以为你吓唬他，没在乎吧！朋友的哥哥 40 岁，可体重就有 200 斤，平时应酬多，每天喝酒抽烟，工作也忙，压力大，锻炼少。我曾经见过他几次，提醒过他要定期体检，也给我的朋友说过，显然他是没有当回事。好在治疗及时，病情很快得到控

制。住院期间，他在医院里进行了相关检查，发现血压高、血糖高、血脂高、尿酸高、重度脂肪肝，他非常后悔没有听我的劝告。这次突发的疾病对朋友哥哥的触动很大，自己上有老、下有小，身体千万不能出现任何问题，由此他下决心，一定要减肥，要定期体检，把身体的各项指标控制好。通过以上的案例分析我们可以得出以下结论：

1. 肥胖是一种疾病

很多人都没有认识到肥胖是一种病，是身体出现异常的警示。中国人挨饿很多年，传统习惯认为肥胖是生活条件好的表现。但现在社会变化了，食物丰富，交通便利，人们多吃少动，也没有健康意识，每天大鱼大肉、吃着油腻的食物，锻炼少，压力大，必然会导致体重、血糖、血脂、血压的升高。

2. 不重视体检

不知道通过早期的体检发现身体的危险因素。在很多人的观念里，身体出了问题才会去检查，甚至有的人出了小毛病都不去检查，把小病拖成大病。临床像我朋友哥哥这样的案例太多了，有的都发生了心梗或者脑梗，空腹血糖都到17点多，问病史居然不知道自己有糖尿病史、高血压史，想想多可怕。也有一部分人虽然每年都做体检，但对结果却不上心，血脂血糖血压高了也不在乎，做和没做一个样。

3. 肥胖是很多疾病的信号

很多人即使知道自己已身处肥胖状态，却没有引起重视。其实，肥胖会导致一系列并发症或者相关疾病，如糖尿病、高血压、冠心病、睡眠呼吸暂停、各种肿瘤、生殖系统疾病等，进而影响我们的寿命或者导致生活质量下降。肥胖症使预期寿命平均减少 6~7 年；其中严重肥胖症（BMI > 40 kg/m²）使男性预期寿命减少 10 年，女性减少 5 年。肥胖可以导致一系列并发症或者相关疾病，进而影响我们的寿命或者导致生活质量下降。与肥胖相关的健康问题包括：①代谢并发症：糖尿病、胰岛素抵抗、痛风等。②心血管疾病：高血压、冠心病、中风、充血性心力衰竭、静脉血栓形成。③呼吸系统疾病：哮喘、睡眠呼吸暂停等。④消化系统疾病：非酒精性脂肪性肝病、胃食管反流病等。⑤骨关节炎。⑥肿瘤：食管癌、肠癌、肝癌、胆囊癌、胰腺癌、肾癌、白血病、子宫内膜癌、宫颈癌、卵巢癌、绝经后乳腺癌、前列腺癌等。⑦尿失禁。⑧生殖系统疾病：月经不调、不育、多囊卵巢综合征、妊娠糖尿病、流产等。⑨焦虑和抑郁。

所以要是早点进行体检，了解自己身体情况，进行早期干预，至少可以提前 5~10 年来挽救自己的生命。如何抓住这 5~10 年的时间，那就是通过定期体检的方法。

我们推荐肥胖的人应该做以下检查：

1. "四高"指标

血脂、血糖、血压、尿酸——以上指标建议每年至少查一次，对于 45 岁以上的人，建议每半年查一次。提醒注意：①检查血糖时空腹、餐后、糖化血红蛋白一定都要查，必要时做糖耐量实验检查，只查空腹血糖，会漏掉大部分糖尿病的患者，这是导致我们目前普遍不知道的自己是糖尿病或者糖尿病前期的主要原因。②血脂 4 项：需要指出的血脂化验单上的指标范围，是针对健康人群的，对于不同人群如糖尿病、脑梗死、肾脏损害等的标准是不一样的，不要看到没有箭头就高枕无忧。当这几个指标出现异常时，怎么办呢？建议大家去听一下对应的糖尿病、高血脂、高血压、高尿酸的系列课程，里面有详细的讲解。当然，如果肥胖，又合并这几个指标的升高，那首要的工作就是减肥。

2. 预防心脑管疾病的指标

同型半胱氨酸和超敏 C 反应蛋白是预测心血管疾病非常有力的预测因子。

（1）同型半胱氨酸：调查显示，肥胖者同型半胱氨酸显著高于正常人。同型半胱氨酸如果发现大于 20 的话，有发生 H 型高血压的可能，这种高血压非常容易引起脑梗死，要服用叶酸及 B 族维生素。

（2）超敏 C- 反应蛋白：这个在慢性炎症那一讲已经讲了，如果超敏 C 反应蛋白高，说明身体有慢性炎症，并且血管内皮也有损伤。

3. 心脑血管病的检查

（1）心血管——心电图、超声心动图每年检查 1 次，了解心脏供血情况及心脏结构是否有改变，必要时做冠脉 CT 或者冠脉造影，了解冠脉堵塞情况。

（2）脑血管——一年做一次颈动脉超声或者经颅多普勒超声，了解颈动脉粥样硬化和脑供血情况，必要时做脑血管CT/MRI 等。心脑血管查出问题，建议看心血管专科医生。

3. 腹部超声及肝肾功能检查

每年做一次。可以了解是否有脂肪肝等情况。

4. 睡眠

肥胖者普遍存在打鼾的情况，最好做一下睡眠监测，看看有没有呼吸暂停综合征。打鼾在医学上也是一种疾病，它可以明显增加心血管疾病的风险。

5. 肿瘤筛查

肥胖与多种肿瘤相关，45 岁以上可以每年做一次肿瘤标志物的检查，必要时配合超声、X 线等检查。近年发现肿瘤有年轻化的倾向，如果有糖尿病，建议 40 岁就要复查肿瘤指标。尤其是有肿瘤家族病史的人。

6. 其他检查

有些人肥胖可能是疾病引起的，如甲减、肾上腺疾病、脑垂体瘤等都会引起肥胖，做甲状腺超声、甲状腺功能的检查，皮质醇激素、肾上腺超声检查，脑部 CT 检查等来排除一下这方面的原因。定期体检非常重要，不要认为它会花费时间、金钱，体检没问题是最理想的，真的查出来问题，就是在用最小的代价来挽救自己的生命。

当BMI从>30降至<25时，人体健康状况的改变

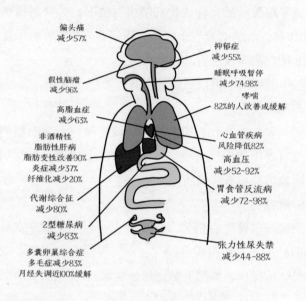

偏头痛
减少57%

抑郁症
减少55%

假性脑瘤
减少96%

睡眠呼吸暂停
减少74-98%

哮喘
82%的人改善或缓解

高脂血症
减少63%

心血管疾病
风险降低82%

非酒精性
脂肪性肝病
脂肪变性改善90%
炎症减少37%
纤维化减少20%

高血压
减少52~92%

代谢综合征
减少80%

胃食管反流病
减少72~98%

2型糖尿病
减少83%

多囊卵巢综合症
多毛症减少83%
月经失调近100%缓解

张力性尿失禁
减少44~88%

　　减肥的好处多多。看到上面这么多好处，大家一定心动了。心动就要行动。减肥方法很多，必要的时候还可以看减肥门诊，在专业的营养师、运动治疗师、心血管医师、内分泌医师的指导进行减肥。俗话说世上无难事，只怕有心人。所以大家正确时认识到了肥胖的危害了，下定决心减肥了就一定能做到。

　　减肥的方法很多，一定要选择正确、健康、合理的方式。简单概括就是管住嘴，迈开腿。合理的膳食是基础，有效的运动锻炼是根本。知己知彼，才能百战不殆。首先我们

要好好了解食物构成。有的人认为减肥就要吃素食，其实不然。每一种食物的升糖指数不一样。如西瓜、白米饭都是升糖指数高的食物，那么血糖就会上升快，多余的糖分就转化成了脂肪，从而让我们长胖。而肉类、桃子、豆奶等是升糖指数低的食物，我们可以适当多吃。具体的升糖指数大家可以上网查一下，选择低升糖指数的食物为主要食物，这样会很好地控制血糖。

运动是一门学问。现在有专门的运动医学专业。尤其是重度肥胖或者合并有心脑血管疾病的患者建议还是在医生指导下进行运动。因为运动也会有一定的风险。美国有专门的青少年运动指南。我们国家也推荐成年人每周至少不低于150分钟的中等强度的运动。只有合理膳食结合适当的运动才能更好地控制我们的体重。

最后我们总结一下：

肥胖者一定要认识到肥胖是一种疾病，需要定期检查身体的各项指标，指标的检查如血糖、血脂、血压、尿酸，心脑血管疾病预测及疾病的检查、肝肾检查、睡眠及肿瘤的检查，发现指标异常，一定要及时处理，避免出现心脑血管疾患甚至卒中的惨痛后果。减肥很重要！

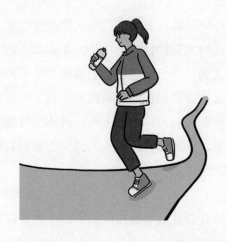

（张　婷）

第三节　运动是良医

医生和治病分不开，治病和药物分不开。但是中国上千年的医学历史舞台里一直都有很多非药物的声音。导引术、五禽戏、太极拳、太极剑等等都是中医传承下来的瑰宝。而现代医学有运动医学专业，有专业的康复治疗师指导不同疾病患者的运动治疗。

2018 年 9 月 WHO 发布在英国《柳叶刀·全球卫生》杂志上的一项全球体力活动不足的趋势调查研究（Guthold，2018）表明，2016 年全球超过 1/4 的成年人（27.5%，约 14亿）身体活动不足，这使他们出现心血管疾病、2 型糖尿病、痴呆症及一些癌症的风险增加。

WHO 的建议是，人们每周至少从事 150 分钟的中等强度身体活动，或 75 分钟的高强度身体活动，低于这个标准的人即被认为是身体活动不足。

运动是良医

法国思想家伏尔泰提出了"生命在于运动"的格言，他在 80 岁高龄时还和朋友一起登山看日出。的确，运动是一切生命的源泉。

运动作为一剂"良药"，还可以提高心肺功能、增加机体免疫力、增强肌肉力量及关节稳定性、提高骨密度、控制体重、减少心血管事件的发生、减少慢性疾病的发生、降低全因死亡率、改善睡眠、提高生活质量运动处方。所以运动也像药物一样是有专门的处方，针对不同的人群，坚持运动治疗获益良多。

锻炼能拯救精神负担

《柳叶刀》从这 100 多万人的日常里，一共识别出 75 种运动，为了方便统计，他们将这些运动分为 8 大类，分别是热门的团队运动、骑单车、有氧或者体操运动、跑步或慢跑、娱乐运动或其他、冬季项目或泳池类、散步、其他无法归类的。

首先明确一点，对抑郁、压力等精神问题来说，他们的统计结果显示，无论选什么运动类型，锻炼永远比不锻炼好。

锻炼肉身靠哪类?

上面我们说了解救精神问题,下面说说肉身问题。

对肉身来说,哪种锻炼最划算呢? 其实和精神健康差距不大……2016 年英国发了一项样本量 8 万人,追踪时间 10 年的研究,发现挥拍运动,包含网球、羽毛球,它的降低全因死亡率水平最猛,达到 47% 的下降,直接甩开第二、第三名一大截。第二名是游泳,第三名是有氧运动。

锻炼多久收益最大?

很多人认为锻炼得越久越好,运动多多益善。《柳叶刀》的研究发现,这个想法是错的。

从时间长度来说,每次锻炼的最佳时长应该在 45~60 分钟之间,少于 45 分钟,效果减弱,大于 60 分钟,没有更高收益,而且不少会产生负效应;从频次来说,也不用天天练,一周 3~5 天每天 1 次收益最高。

并不是说所有人要立刻调整到这个档位去,如果您患有心血管疾病,最好在医生的指导下运动。如果你正在艰难地试着每天跑步,本来就觉得讨厌痛苦难以坚持,那可以试试有氧体操,对场地和器材要求不高,施行起来比较容易。

如果你是个肥宅…………那还是克服地心引力,先从椅子上起来最重要。

运动处方是根据个体的身体素质、运动能力,以处方的形式制定出包括运动频率、运动强度、运动时间、运动类型及运动过程中的注意事项。对于健康人群的运动处方依然遵照 FITT-VP 原则，即：

1. 运动时间（Time）

有氧运动每天 30~60 分钟；抗阻运动每项练习完成 2~4 组；柔韧性训练每项练习维持 30 秒 ×3 组。

2. 运动方式（Type）

包括有氧运动，可提高心肺耐力，是体质健康的核心要素；抗阻运动，即力量训练，以提高肌肉力量及爆发力为主；柔韧性训练以提升关节活动度及柔韧性为目的，可采用静态、动态拉伸或神经肌肉本体感觉促进法。

3. 总运动量（Volume）

有氧运动每周 150~300 分钟；柔韧性训练每周累计不少于 60 分钟。

4. 实施进展（Progression）

中医认为"动则生阳"，有阳气则生，无阳气则亡。运动的重要性不容小看，所以，健康人群在开始训练计划前在医生指导下需进行运动评估，不同的人根据自身的健康状况、运动能力，酌情调整运动强度，可从低起始剂量开始，按适应期－提高期－稳定期的进阶，遵循循序渐进的原则。

（张　婷）

第四节　戒烟是关键

每年 5 月 31 日，是世界无烟日。世界卫生组织提出"承诺戒烟（Commit to Quit）"主题。

就在世界无烟日到来之际，国家卫生健康委发布《中国吸烟危害健康报告 2020》。报告指出，我国吸烟人数超过 3 亿！每年 100 多万人因烟草失去生命。3 亿烟民！报告显示过半数男性都抽烟，我国吸烟人数超过 3 亿，≥ 15 岁人群吸烟率为 26.6%，其中男性吸烟率高达 50.5%。

我国每年有 100 多万人因为吸烟而死亡，超过了因艾滋病、结核、交通事故及自杀死亡人数的总和。

如不采取有效行动，预计到 2030 年，我国因吸烟而死亡的人数将增至 200 万人，到 2050 年将增至 300 万人。

该报告对吸烟及二手烟暴露与四大慢病，即慢性呼吸疾病、恶性肿瘤、心血管病、糖尿病之间的关联科学依据进行了更新，同时首次描述了电子烟的健康危害。

吸烟可致多种癌症、呼吸系统疾病、心血管病和糖尿病！有充分的证据表明：吸烟可以引发十几种恶性肿瘤，包括肺癌、口腔和口咽部恶性肿瘤、喉癌、膀胱癌、宫颈癌、卵巢癌、胰腺癌、肝癌、食管癌、胃癌、肾癌。吸烟可引发多种呼吸系统疾病，包括慢性阻塞性肺病、呼吸系统感染、肺结核、间质性肺病。

3亿烟民背后是无数个受伤的心脏！吸烟是怎样危害我们的心血管的呢？

1.冠心病

JAMA Network Open杂志2021年刊发的一项研究显示，吸烟的遗传学因素与外周动脉疾病、冠状动脉疾病及中风的风险增加均相关。进一步分析显示，吸烟对动脉粥样硬化性心脏病之间的遗传作用独立于吸烟对传统心血管危险因素的影响。此外，另有研究显示，就算每天只抽1根烟，冠心病的患病风险也会增加50%左右，而每天抽20支烟时，风险会增加1倍以上。所以，戒烟还是要彻底！

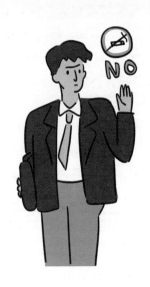

2. 心律失常

无论人还是动物，当身处烟雾环境之中时，都可能会发生心脏电活动的异常，这更容易引发心律失常。

普通人吸烟或暴露于二手烟环境时，发生心律失常的风险会升高，那么对于房颤患者的影响是不是就更严重了？

还真有人分析过，这项研究追踪了近 10 万房颤患者的 3 年死亡情况，发现从不吸烟者比吸烟者的死亡风险低了 50% 以上。另外，在确诊房颤后开始戒烟，也可以在一定程度上降低死亡和继发脑卒中的风险。

只要下定决心戒烟，什么时候都不算晚！

3. 高血压

高血压是最为常见的心血管疾病，看看家里的老一辈们，老爸是个脾气冲的老烟民，每晚到家都要在屋里抽烟，少则几支，多则半包，最后患上了高血压，一点也不意外。

可性情温和的老妈各种生活习惯都好，娘家也没有高血压家族病史，却也得了高血压，这？

这很可能是受到了老爸常年二手烟的影响！韩国学者统计了 10 余万中青年人，观察到常年（10 年及以上）暴露于二手烟环境的人，高血压风险增加了两成。三四十岁的人尚且如此，更何况暴露于几十年二手烟环境的老年人群。可真是上班防坐车防，家烟难防，防不胜防啊！

4. 心力衰竭

吸烟会增加冠心病、高血压、房颤等疾病的发病风险，心衰还会远吗？

有学者分析，吸烟是心室肥厚、收缩功能障碍的危险因素，长期大量吸烟者的心衰风险要高于不吸烟者 2~3 倍，二手烟人群的心衰风险增加 30% 以上，建议及早戒烟，利人利己。

有人会说了，这么多年，吸都吸了，再戒有什么用？说不定还会有反作用呢。这倒不至于，国际顶尖心血管循环杂志上的研究证实，对于戒烟时间达 15~20 年以上的人群，心衰风险已大大降低，几乎接近非吸烟者水平。

5. 脑卒中

吸烟增加急性缺血性卒中风险，如大量吸烟后急性作用就是脑血管急性血栓形成。证据显示，无论是主动还是被动吸烟都会加快颈动脉粥样硬化，增加致命性和非致命性脑卒中风险。因为血管脆性增加，吸烟还增加出血性卒中风险，增加脑卒中死亡风险。

吸烟是脑卒中的一个重要危险因素，无论缺血性卒中、出血性卒中还是蛛网膜下腔出血都与吸烟有关，而且发病风险随着每日吸烟量的增加而增加。吸烟者中风发作危险比非吸烟者早 10 年，吸烟是中风独立的危险因素。

再给大家举个例子吧。

55 岁的张某，是一家餐馆的老板，人很胖。2017 的冬天，有一天突发胸痛，在医院做了冠脉造影去确诊了是左前降支闭塞病变，急性的前壁心肌梗死，当时处理治疗及时，转危为安了。出院后情况也很好，没有胸痛，似乎一切正常。出院前教授查房，再三强调一定要戒烟。他根本没有当回事。出院后这个病人也还是每天 2 包烟，天天大鱼大肉，过着我行我素的生活。今年 3 月又发了胸闷痛，复查造影发现原来支架的位置又狭窄了 75%。张老板很不理解，说是不是支架的质量不好。我国著名的心血管专家胡大一教授告诉我们：心血管疾病高发的主要原因是不良的生活方式。其实心血管的医生都知道，吸烟是心血管疾病的独立危险因素，并且也是患者能够自我控制的致病因素。

戒烟是能够挽救生命的有效治疗手段。药物结合行为干预疗法会提高戒烟成功率。心血管疾病吸烟患者戒烟过程中要注意评估其戒断症状，及时给予干预。医生需要了解烟草依赖的生理表现，能够处理戒断症状，知晓如何使用戒烟药物。

（1）治疗心理依赖。包括心理支持治疗和行为指导。其中心理支持治疗是指干预过程中医生或治疗师多采用正面而乐观的语言，帮助患者寻找强有力的戒烟理由并反复强化。行为指导则是指给予患者戒烟建议，告知吸烟危害及戒烟益处，帮助患者选择合适的开始戒断日，给予戒烟技术支持等。

（2）药物介入。一线戒烟药物包括盐酸伐尼克兰、尼古丁替代治疗相关制剂和盐酸安非他酮。各药物的作用机制和使用方法可参见相关共识。

（3）随访和复吸处理。建议心脏康复团队成立戒烟小组，对心血管疾病且吸烟患者出院后给予至少1个月的随访监督。

（4）吸烟患者的分层管理。主要包括门诊戒烟分层及管理与病房医生戒烟指导。对住院患者，医生可通过入院检查和床旁随访，观察患者戒断症状，判断患者是否必须使用戒烟药物，从而选择治疗方案。

（5）所有患者避免暴露在工作、家庭和公共场所的环境烟草烟雾中。扔掉家中、工作场所及车中的所有香烟和烟灰缸，不让别人在你家中抽烟。

（张　婷）

参考文献

［1］祝干予，翟济生.施今墨临床经验集［M］.北京：人民卫生出版社，2005，104.

［2］董建华，王永炎.中国现代名中医医案精华·一［M］.北京：北京出版社，2002，479.

［3］董建华，王永炎.中国现代名中医医案精华·二［M］.北京：北京出版社，2002，1125.

［4］李钢传.病毒性心肌炎后遗心律失常证治［J］.四川中医，1994，（4）：9.

［5］董建华，王永炎.中国现代名中医医案精华·三［M］.北京：北京出版社，2002，1646.

［6］石学敏.针灸学［M］.北京：中国中医药出版社，2004：309-311.

［7］王庭槐.生理学［M］.9版.北京：人民卫生出版社，2018：58-98.

［8］陈衡.美与当代生活方式［M］.武汉：武汉工人出版社2006：110-116.

［9］马瑞.体育运动与健康［M］.福州：福建人民出版社2007：86-89.

［10］张伯礼，吴勉华.中医内科学［M］.10版.北京：中国中医药出版社.2017：100-107.

［11］麻仲学.中国医学疗法大全［M］.济南：山东科学技术出版社.1990，532-533.